U0345037

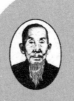

收藏一本
全家无忧

外公是个老中医2

日常小病不用慌的经典老偏方

外公从医几十年，精心收集最古老、
最齐全、最给力、轻松扫除日常小病的
经典老偏方

朱惠东◎编著

纯食材
配方

天津出版传媒集团

天津科学技术出版社

图书在版编目（CIP）数据

外公是个老中医．2，日常小病不用慌的经典老偏方 ／朱惠东编著．--
天津 ：天津科学技术出版社，2013.12
ISBN 978-7-5308-8622-9

Ⅰ．①外… Ⅱ．①朱… Ⅲ．①土方－汇编 Ⅳ．
① R289.2

中国版本图书馆 CIP 数据核字（2014）第 001238 号

————————————————————————————

责任编辑：王朝闻　方 艳
责任印制：张军利

天津出版传媒集团

天津科学技术出版社出版

出版人：蔡 颢
天津市西康路 35 号 邮编 300051
电话：（022）23332695
网址：www.tjkjcbs.com.cn
新华书店经销
北京盛兰兄弟印刷装订有限公司

————————————————————

开本 710×1000 　 1/16 　 印张 15 　 字数 200 000
2014 年 3 月第 1 版第 1 次印刷
定价：29.80 元

前　言

面对"看病难，看病贵"的社会医疗现象，许多人都不敢去医院，甚至都惧怕生病。因为一个看似很小的病症，到了医院，挂号排队耽误时间不说，还不得不接受高额的医药费。所以现在很多人对一些小的疾病不是忍就是扛，在忍受痛苦中挨着时光。

如今，很多人都信奉西药，因为西药见效快，就比如身体疼痛，吃上一片"ABC"就能在短时间内缓解疼痛；睡不着，一片"安眠药"就能让人们迅速入眠。但是这些方法都存在一个共同的弊端，那就是：见效快，复发快，治标不治本。

并且，很多人使用西药之后出现了大量副作用，就拿激素来说，服用过后不但会导致浮肿，中老年人长期服用还容易诱发骨质疏松症。

此外，中国还存在一种现象，就是人多的地方一般交通拥挤，居住地不足，但是这些地方设施完善，抓药就医方便；而有些地方地广人稀，则连个药店都找不到，尤其是对于居住在山上、沙漠、草原等地的人来说，生病时别说找个大夫，就连买个药都困难。

这些都是西药不尽如人意之处，如果了解一些中医上的偏方、验方，就地取材，治病就容易多了。有时候，正是这些小偏方，挽救了一个人的健康，甚至生命。

现在，中国人在吃西药，而西方人却在推崇中药，研究中药的神奇之处：那些花草树木、虫鱼鸟兽怎么就成了治病的良方？

中华文化博大精深，我国的医术药方更是源远流长。民间流传着很多小偏方，几千年来，人们世代相传，使其得以保存下来。这些偏方看上去也许有些"土"，甚至你会觉得不太科学，但是老祖宗们的亲身实践告诉我们，这些偏方确实可以治病，而且效果不错。

本书搜集整理的偏方都是经过实践检验的，疗效显著，安全可靠。不仅如此，还配有相应的病例，读者可以对号入座，将自己的病症与书中的例子相比对。书中所列出的偏方的原材料在生活中都很常见，很容易购买到。另外，书中所列举的病例都是生活中很常见的，可以说是贴近生活，所以这本书可以当作家庭中必备的一本工具书，使用方便，内容丰富、实用。

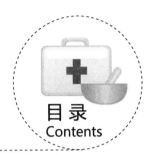

目录
Contents

目录

第一章　内科小偏方，将小病席卷一空··1

甘草泡水：护肝养肝治肝病 / 2

蒲公英泡水：改善胃吸收，是缺铁性贫血的克星 / 4

甘草＋蒲公英：杀菌止胃痛，专治慢性胃炎 / 6

一天一个橘子：补充钾元素，炎炎夏日不再疲倦 / 8

紫菜蛋花汤：镁元素含量丰富，偏头痛不再痛 / 9

麻子仁丸：润肠泄热肠道"清"，和便秘说再见 / 11

米汤里加食盐：脾胃调和，脱水身体好吸收 / 13

每天一杯牛奶：增加体内钙含量，肾结石不再复发 / 15

蜂蜜＋烤橘子：化痰又止咳，夜晚就是睡得香 / 17

饭后吃香蕉：钾元素一到位，血压中风全让位 / 19

槐花糯米粥、大黄鸡蛋：帮你远离痔疮 / 21

用盐水清洗鼻子：预防和治疗哮喘的绝佳秘方 / 23

越鞠丸：胸闷气短一扫光，全天心情变舒畅 / 25

生姜泻心汤：打嗝腹泻全消散，大便不再稀薄了 / 27

麻杏石甘汤：热喘湿毒统统消失不见 / 29

第二章　外科小偏方，解决伤痛有妙招··33

仙人掌：既抗炎，又镇痛，扭伤之后要涂抹 / 34

陈醋泡脚：醋酸消炎症，治疗足跟痛 / 36

当归四逆汤：驱除寒气，通脉活血，告别多年老寒腿 / 39

四妙汤加味：利湿清热，缓解痛风好办法 / 41

冰水浓糖浆：有效缓解轻微烫伤，加速伤口愈合 / 43

手指交叉操：关节液循环保软骨，手指关节不再疼 / 45

桑枝酒：清热除湿通经络，瘫痪病人不用愁 / 47

失笑散：通血利脉，背疼一去不复返 / 50

牵正散：让"移位"的五官"复位" / 52

独活寄生汤：舒筋活血，治疗腰膝疼痛的良方 / 54

芍药甘草汤加味：帮助老人"去拐杖" / 56

捏一捏，拍一拍：简单轻松瘦脸 / 59

鱼肝油＋鸡蛋膜＋大蒜膜：你身边的天然创可贴 / 61

第三章　五官科小偏方，笑口常开无烦恼··65

黄连泡水喝：向口臭说不，提升你的自信与人缘 / 66

冰镇可乐：将鼻血迅速止住，避免"血光之灾" / 68

简单双手操：缓解眼疲劳，让双眸炯炯有神 / 70

野菊花：杀灭细菌，使眼睛不再"红" / 72

老花镜：看书看报玩电脑，勤戴也能治近视 / 74

苦瓜：快速缓解眼部灼伤剧痛 / 76

辣椒水涂鼻子：昔日酷刑也能治过敏性鼻炎 / 77

盐水洗鼻子：快速安全，彻底扫除顽固鼻窦炎 / 79

花椒白酒漱口＋合谷穴按摩：轻松缓解牙疼 / 81

老陈醋漱口：清除牙石，清洁口腔 / 83

双耳鼓气：勤加练习，保持耳朵听力，远离耳鸣 / 85

牙刷：轻敲面部神经紧绷一侧，能够治疗面瘫 / 87

转眼球、按承泣：坚持不懈，赶走老花眼、白内障 / 89

第四章　皮肤科小偏方，白嫩皮肤靠我帮‥93

生姜与蜂蜜：排毒养颜，轻松对付老年斑 / 94

花椒盐水泡脚：解除脚气引起的难忍脚痒 / 96

生姜配陈醋：烂脚丫不再愁，一泡解除厚角质 / 98

白酒泡鸡蛋：溶菌酶显奇效，疮疖一治就好 / 99

姜汁配温醋：从此对头皮屑不屑一顾 / 101

白果：让痤疮远离，还你青春靓丽 / 103

鱼腥草、牛蒡子：都能帮你解决面部脓疱难题 / 105

香菜蜂蜜：治疗荨麻疹有奇效 / 107

蒜瓣、蒲公英：治疗扁平疣，让你无"疣"无虑 / 110

桑皮柏叶汤：头发不干燥，光泽有弹性 / 112

淘米水：天然无刺激，告别大油脸 / 114

陈皮山楂：祛除黄褐斑的灵药 / 115

孙仙少女膏：远离皱纹更年轻 / 117

云南白药配蜂蜜：缓解卧床不起老人的褥疮 / 120

第五章　神经科偏方，精神好才能身体好··123

灵芝＋银耳：神经衰弱不用愁，常吃灵芝银耳汤 / 124

枸杞子：消除身体疲劳，促进血液循环 / 126

龙眼：营养价值高，治疗贫血有疗效 / 128

山楂粥：高血压的膳食疗法 / 130

桔梗根：脚浮肿不要怕，桔梗根可以消除它 / 132

天麻：头晕目眩的时候可用它 / 134

桑葚子酸枣仁：经常吃，可以缓解气虚失眠的症状 / 136

生姜擦牙龈：治疗面神经炎有奇效 / 138

盐水泡脚：缓解脚酸、脚痛、脚疲劳 / 140

饭后揉肚子：心绞痛的毛病不再犯 / 142

红枣黑豆配黄芪：虚汗多汗全消失 / 143

醋和生姜：晨起漱漱口，治好牙周炎 / 146

第六章　中老年男人小偏方，强身健体疗效高··149

丹参红花酒：补肾壮阳的神奇药酒 / 150

调节气息：放松身心，克服心理障碍，重拾性能力 / 151

用热水泡山楂：使尿道平滑肌松弛，有助于治疗前列腺炎 / 154

每天吃生蚝：治疗精子量少，增强性能力，提高免疫力 / 157

喝白兰地：微量元素不能少，补肾壮阳显奇效 / 158

科学合理按摩：降低敏感度，提高阈值，向早泄说再见 / 160

仙茅酒：温肾固精，使男性不再遗精 / 162

核桃酒：补肾壮阳效果好 / 163

杜仲炖猪腰：男人肾虚不要怕 / 165

蜂蜜水：解酒有良方，让你千杯不醉 / 167

第七章　中老年女性小偏方，呵护女人保健康‥171

冰片：治疗阴道炎，阴部更健康 / 172

蛋黄蜂蜜橄榄油：让岁月的痕迹在脸上消失 / 173

常吃小番茄：轻松消除老年斑，预防骨质疏松 / 175

当归＋白芷：神奇的洗面膏，养出女人好气色 / 177

眼部常贴土豆片：解决"熊猫眼"，使眼部肌肤更紧致 / 180

果酸面膜：收紧日渐松垮的皮肤 / 182

黑芝麻：多吃黑芝麻，白发不用愁 / 184

荷叶乌龙茶：降低血脂，保持女人好身材 / 186

常吃胡萝卜：不患乳腺炎，女人更健康 / 188

豆腐：补充人体雌激素，防治衰老小毛病 / 191

杞菊地黄丸：调理肝肾，稳定更年期情绪 / 193

第八章 生活里的小偏方，时时刻刻帮你忙··197

指甲：别为了美观舍不得，关键时候治打嗝 / 198

枸杞子泡茶：清扫代谢物，精力充沛迎接每一天 / 200

按摩鼻子：对它好点，将感冒拒之门外 / 201

鱼肉鱼油：饭桌常常见，抑郁全不见 / 203

葛根煮粥：保护心脏，降低血压 / 205

早晚一杯茶：调理身心，失眠一去不回来 / 208

伤湿止痛膏贴肚脐：精神清爽不晕车，不再害怕交通工具 / 209

敷上土豆片：防止打吊针多了得静脉炎 / 211

晨起调呼吸：健肾通经，征服小便失禁 / 214

舌头功：老忘事可预防，赤龙搅海帮您忙 / 217

有了甘麦红枣汤，你就少了很多烦恼 / 219

热毛巾法：助您改善老花眼 / 222

自制粗盐包：赶走老寒腿 / 223

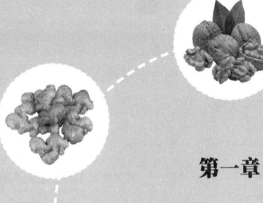
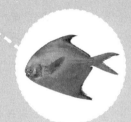
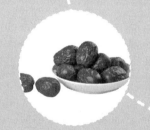
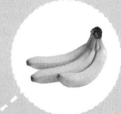
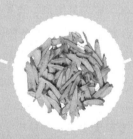

第一章

内科小偏方，将小病席卷一空

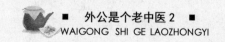
» 甘草泡水：护肝养肝治肝病

【偏方名】

甘草泡水。

【食　材】

甘草 20 克，水适量。

【做　法】

用开水冲泡甘草，代替茶来饮用。

【外公问诊记】

老刘头是单位里的"骨干"，这个"骨干"的名称可不是说老刘头有多能干，或是他的谈吐能力有多好。实际上，他是单位里出了名的"酒仙"，其酒量在单位中无人能及。老刘头不知喝倒过多少老板，为公司争回了不少面子。

老刘头身体一向很好，可不知为什么，最近茶不思饭不想，晚上酒喝少了还会睡不着。即使睡着了，多数时候也睡不踏实，稍微有动静就会被惊醒，早晨起床刷牙的时候还会干呕，到医院一查不要紧，肝功能的各项指标均不合格，这下子可把老刘头急坏了，赶忙找到外公。

外公看到老刘头一脸的苦相，笑眯眯地调侃他："看来你这个'酒仙'的名称要丢失了。"老刘头皱着眉头说："您就别调侃我了，大夫都说我在向酒精肝的趋势发展了。"

据老刘头说，肝病专科大夫建议他使用干扰素和拉米夫定治疗此病，但要长期服药，老刘头一看医药费昂贵，就打了退堂鼓，再加上这类药物的副作用较大，虽然可养护肝脏，可对身体其他脏器的伤害也让老刘头心生畏惧。

外公听了老刘头的叙述，告诉他，他之所以出现上述症状，与喝酒是脱不了关系的，想要通过中医的方法治疗此病并不是不可以，但一定要先戒酒，否则其他的都无从谈及。老刘头点了点头，也知道自己平时饮酒无度，身体早就受到了伤害。

外公给他开了甘草，告诉他平时用甘草泡水代替茶来饮用，每周喝上几次就可以。老刘头一听甘草就能解决他的问题，高兴得不得了，回家之后赶忙买回甘草，按照外公教给他的方法喝了几周之后，晨呕、失眠症状果然消失，饭量也增加了不少，面上红光又生。之后继续喝了半年，之前的种种不适症基本消失了，肝功能检测也都恢复了正常。

【外公说中医】

外公说甘草能够治疗慢性肝病，其保护肝脏之功效从很久以前就被人们发现了。它始于秦汉《神农本草经》中，被列为中药的上品，被认定是"主治五脏六腑寒热邪气，坚筋骨、长肌肉、倍力气、解毒"，《本草纲目》之中说甘草："诸药中甘草为君……故有国老之号。"

在讲到甘草的名称时，外公还讲了一个传说：很久以前，有个草药郎中，他在家接诊了几位患者，并且让他们次日取药，结果次日郎中很晚都没回家，他的妻子便将灶台前的草棍切成小片，用纸包好分给患者。患者走后，郎中回到家中，妻子怕受责骂便隐瞒了这件事情。几天后，几位患者拿着礼物前来答谢郎中，并且说服用郎中开的药后症状皆消。

妻子一看事情败露，便一五一十地将事情的经过诉与郎中，郎中恍然大悟，从那之后，经常用干草治病，并且将"干"字改成了"甘"字。

甘草含有甘草酸等成分，可以抑制补体，防止肝细胞受损，进而保护肝脏，通过改变细胞膜的通透性阻止病毒入侵肝细胞，以抵抗病毒。除此之外，它还可以聚集在肝细胞内抑制乙肝病毒，所以，在乙肝的治疗过程中，甘草有着确定疗效。外公还说，甘利欣、强力新等有名的保护肝脏的药物都是以甘草为原料的。

但是要注意，长期服用甘草很可能会导致血压升高、浮肿等，因此，高血压或肾脏功能受损的患者应当慎用甘草护肝。

» 蒲公英泡水：改善胃吸收，是缺铁性贫血的克星

【偏方一】

蒲公英泡水。

【食　材】

蒲公英 30 克，水适量。

【做　法】

取蒲公英 30 克放入干净的容器中，倒入适量热水即可，每天饮用 3 次。

【偏方二】

三红汤。

【食　材】

红枣 7 枚，红小豆 50 克，花生红衣适量。

【做　法】

将上述材料一同放入锅中熬汤，每天服 1 次。

【外公问诊记】

小张是某出版社的编辑，一天到晚对着电脑工作，非常枯燥，一到下午就提不起神来，因此，咖啡成了小张每日必不可缺的饮品。

可是最近，小张却经常头晕、恶心、胃胀、泛酸，趁着周六无事，小张便来到外公的诊所"诉起苦来"。外公让小张平躺在床上，双手按在小张的胃部，稍一用力，小张就嚷道："疼，疼。"外公让小张起身，对着他仔细观察一番后又为他把了把脉，然后对小张说："你赶紧到医院做个血检吧，如果我没猜错的话，你这是贫血。"

小张听完外公的话，赶忙到附近的医院做血检，当天下午，血检报告就出来了，血红色素偏低，明显的缺铁性贫血。

小张拿着血检报告去找外公，问外公有没有什么好的治疗方法。外公并没有急于为小张开方，而是问起小张平时有没有喝茶的习惯，小张回答说："茶

我倒是不怎么喝，但是对咖啡挺上瘾的，几乎每天都喝上四五杯。"

外公听到这，抬起头对小张说："把咖啡戒掉，每天喝 3 次蒲公英水就可以了。"

小张回家按照外公的嘱咐执行，两个星期后复查血常规，果然有效，血红色素有了很大的提高。

之后，外公又为他开了补血中药——三红汤，以便迅速治好贫血。三红汤的做法为：取红枣 7 枚，红小豆 50 克，花生红衣适量，一同熬煮成汤，与汤共食，每天吃一次。

小张按照外公开出的方剂继续服药两个星期后，血红色素恢复至正常水平。外公还告诉他，补血并非一朝一夕之事，平时应当适当增加富含铁的食物的摄入，如黑木耳、血豆腐、动物肝脏、红枣等。

【外公说中医】

外公说，蒲公英本没有补血之功，之所以让小张喝蒲公英水，为的是治疗他的胃病，他经常恶心、胃胀、泛酸，并且按压时有痛点，说明他的缺铁性贫血很可能是胃部功能受阻，进而导致食物中的铁吸收受阻，此时，即使直接为他开补铁剂，效果也不会很好。

古代医书很早就有关于蒲公英治疗胃病的记载，《本草纲目》将其列在菜部，认为其味苦，具有苦味健胃之功。《外科证治全生集》中说："蒲公英瓦上炙枯黑存性，研末火酒送服治胃脘痛。"胃功能恢复正常，铁的吸收也就不成问题了，此时，外公便开始给小张开下一步药——三红汤。

三红汤中的红枣性平，可补脾益气；红枣富含多糖，具有造血之功，对红细胞、白细胞、血小板功能都有提升作用。红小豆性平，具有健脾之功。花生红衣可增加血小板含量，进而促进骨髓的造血功能。因此，三红汤可增加营养，补益身体，促进血红色素的合成、代谢，增加补血速度，从而尽快地帮助身体恢复到血液充足的状态。

胃肠功能好了，铁的吸收跟了上去，身体营养供应充足，血红色素浓度上升，血液充裕，如此一来，贫血之症不攻自破。

» 甘草＋蒲公英：杀菌止胃痛，专治慢性胃炎

【偏方一】

甘草泡水。

【食　材】

甘草 10 克，蜂蜜 50 克，开水适量。

【做　法】

取甘草 10 克放入干净的杯子中，然后倒入适量开水，浸泡 10 分钟后，倒入 50 克蜂蜜，搅拌均匀，饭前 1 小时喝，每天喝 3 次。

【偏方二】

蒲公英泡水。

【食　材】

蒲公英 30 克，开水适量。

【做　法】

取蒲公英 30 克放入干净的容器中，倒入适量开水冲泡，每天服 3 次。

【外公问诊记】

曾经有位女白领找到外公，说自己常年在外，饮食无节，常常吃了上顿没下顿，朋友聚会、陪客户时饮食无度，最近几年被胃病折磨得痛不欲生。

她曾到医院诊断过，也知道自己患的是慢性胃炎，这种病光靠吃药是难以治愈的，即便治好也会反复发作，可说到保养工作，她也确实没办法坚持下去。

那位女士愁眉不展，既要应酬工作，加班加点，又要保全健康，确实是件难事。可外公却告诉她，工作忙的时候也应忙里偷闲吃上几口东西，哪怕吃些零食也好过饥一顿饱一顿。慢性胃炎的治疗过程很漫长，疏忽不得，服药固然是必需的，可规律饮食才是根本。

她点了点头，问外公有没有什么行之有效的方剂。外公针对她的情况为她开了两个偏方：

1. 甘草泡水：取甘草 10 克放入干净的杯子中，然后倒入适量开水，浸泡 10 分钟后，倒入 50 克蜂蜜，搅拌均匀，饭前 1 小时喝，每天喝 3 次。

2. 蒲公英泡水：取蒲公英 30 克放入干净的容器中，倒入适量开水冲泡，每天服 3 次。

两个偏方任选其一即可。

半个月后，那位女士打来电话，说自己将两个偏方同服，服药第二天胃的疼痛就减轻了，到现在疼痛基本消失，外公嘱咐她继续服药半个月再停药。经过一个月的服药治疗，那位女士的胃部不适已消失，胃口也好了很多。

【外公说中医】

外公说，甘草蜂蜜水治疗慢性胃炎的原理非常简单。从现代医学的角度来说，引起慢性胃炎的原因主要是幽门螺杆菌，蜂蜜和甘草都有杀菌之功，它们能将幽门螺杆菌，甚至具有耐药性的幽门螺杆菌抑制、杀灭。

从中医的角度来说，蜂蜜味甘，具有缓止急性胃痛的功效，并且富含营养成分，经常饮用蜂蜜水能够促进胃黏膜修复、愈合。饭前 1 小时服用此方也是有讲究的，因为喝过蜂蜜后立即进食，会促进胃酸分泌，而饭前 1 小时服用能够降低胃酸分泌，因此非常适合那位白领女性。

蒲公英泡水能够治疗胃病的功效在前面已经提到过，并且，现代药理学研究发现，蒲公英水不但可以抑制、杀灭幽门螺杆菌，还能够修补胃黏膜损伤，非常适合治疗慢性胃炎。

外公说，治疗慢性胃炎的关键就是杀灭幽门螺杆菌，西医在治疗过程中大都采用抗生素治疗法，使得幽门螺杆菌的耐药性日渐增强，用中药治疗能够避免此类问题。

外公还说，很多中药材都具有抑制、杀灭幽门螺杆菌的功效，其中，以黄连的功效最强，但黄连水太苦，很难被患者接受，因此多数情况下外公会为患者开甘草、蜂蜜等易入口之品，虽然这些药物的效果不像黄连那样强，但容易被接受，坚持服用，效果还是不错的。

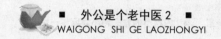
» 一天一个橘子：补充钾元素，炎炎夏日不再疲倦

【偏方名】

橘子。

【食 材】

橘子。

【做 法】

每天吃一个橘子或喝一杯橘子汁，也可以用橘皮或陈皮泡茶饮用。

【外公问诊记】

外公认识一位做粮食生意的姓周的叔叔，年近五十，但还是非常能干，100多斤的粮食扛起来就走。可一到夏天，周叔叔就会没精打采，浑身疲倦。记得有一次，他和他老婆去村子里买粮食，中途他老婆闹肚子，走到一户村民家中方便，没想到，回来的时候发现车上刚刚买来的几袋子玉米都被人搬走了，而周叔叔却在车座上睡得很沉。

回到家后，老婆因为这件事几天不和周叔叔说话。有一天，周叔叔刚好路过诊所，就对外公叙述了自己的情况。

外公说，人一到夏季，由于天气炎热，工作时耗能较多，身体会大量排汗，这个过程会消耗大量钾元素，钾元素在维持人体神经兴奋方面起着重要作用，而人体缺钾，容易精神不振、疲倦，甚至出现肌肉无力、心律失常、呼吸肌麻痹等情况。所以多数人在夏季时常容易犯困，对周叔叔这种强体力劳动的人来说更是如此。

外公给他推荐了一个方法：吃橘子或者喝橘汁，泡橘皮或陈皮均可。

由于夏季很难购买到新鲜的橘子，周叔叔买来一些陈皮和橘汁，平时没事的时候就喝些橘汁，茶叶也换成了陈皮，每天泡些陈皮茶，坚持了一段时间"橘子"疗法之后，周叔叔的疲劳症状果然消失了不少，整个人精神多了。

【外公说中医】

外公说，夏季疲劳和体内钾元素含量偏低有关。一到夏季，人就容易出汗，汗水之中含有大量的钠元素和钾元素。并且，天气炎热的时候人的食欲会变差，如此一来，从食物里面摄取的钾元素就会大大减少。此外，体内进行能量代谢的过程也需要钾元素参与，在工作强度较大的时候，钾元素消耗量会增大。上述因素若同时出现，夏季人体钾元素含量就会严重缺失。想要解决周叔叔所出现的疲倦，一定要从补充钾元素入手。

外公解释说，之所以吃橘子能够改善夏日疲劳，是因为橘子中富含钾元素，可以为人体补充钾，橘子味酸，具有提神、开胃之功，胃口一开，吃的东西多了，钾元素就会补得更充足。因此，用橘子皮泡水对夏季疲倦的治疗效果是非常好的。

外公还提醒，现在很多水果在种植的时候喷洒农药，因此，用陈皮泡水之前一定要将其清洗干净。

最后，外公强调，低钾症除了会由于夏季出汗、能量消耗过大等因素发作，还可能因患者本身患有甲亢。患上甲亢后，一旦身体排汗量增大或饮食不规律，也可能导致低血钾症。很多甲亢患者由于体内钾元素缺失而浑身乏力，直到最后，身体难以承受，到医院体检才得知自己患的是甲亢。

» 紫菜蛋花汤：镁元素含量丰富，偏头痛不再痛

【偏方名】

紫菜蛋花汤。

【食　材】

干紫菜 25 克，鸡蛋 2 个。

【做　法】

取 25 克干紫菜，鸡蛋 2 个，一同放入锅中煮汤，每天喝此汤 1～2 次，也可以经常食用海苔。

【外公问诊记】

小姨是某公司的行政主管，记得有一次，正值她们公司大改革，小姨忙得焦头烂额，每天都忙到深夜才回家。由于工作压力较大，小姨常常回到家中不思饮食，身体疲惫不堪，外公劝她休息一下，她却总以"公司里的事情很多"为由搪塞外公，无奈，外公只好摇摇头转身离开。

这种现象持续一个月之后，小姨就患上了偏头痛，严重影响了她的正常工作，有时候家中亮起灯来都会让小姨觉得恐惧，明亮的灯光刺得她睁不开眼睛，头痛剧烈，甚至出现呕吐。

外公不管三七二十一，打电话到小姨的公司给小姨请了两天假。无奈之下，小姨只得在家中休养，睡眠一充足，小姨的精神状态就好了很多，偏头痛症也减轻了不少。

每天，外公都会为小姨做上一碗紫菜蛋花汤，还为小姨准备了很多海苔当零食，经过一个月的坚持，小姨的偏头痛果然消失了，工作精力更加旺盛。

外公还嘱咐小姨平时少吃干奶酪、巧克力、烟熏肉、火腿类食物，少喝含咖啡因的饮料，因为这些食物都有可能引发偏头痛，只有忌口才能更好地预防偏头痛的发作。

外公还劝说小姨：身体是革命的本钱，工作再忙，也要注意保护好自己的身体，劳逸结合，身体才更健康，疾病也就不容易找上你。

【外公说中医】

紫菜富含镁元素，每 100 克紫菜中就含有 460 毫克镁，被称作"镁元素的宝库"。而正是镁元素对偏头痛有一定的预防作用，所以外公才会给小姨做紫菜汤吃，买海苔做零食。

迄今为止，人们尚未研究出偏头痛的发病机制，之前认为偏头痛和脑兴奋性增高、血小板功能异常、一氧化氮系统功能障碍，神经介质异常等因素有关，而近些年的研究则认为镁离子很可能通过上述环节在偏头痛发病机制里扮演了重要角色。

医学研究者进行了这样的实验：将偏头痛急性发作中重度患者随机分为两组，一组静滴镁剂，一组吊生理盐水，结果发现，静滴镁剂的那组偏头痛患者恢复率是100%，而吊生理盐水的那组患者恢复率仅为7%。

通过多年的临床观察，外公发现，患者口服硫酸镁10毫升，日服3次，连续服用2个疗程后能够很好地预防偏头痛。

外公对患者所采取的治疗手段并不拘泥于某种特定方法，他擅长中西医结合治疗法。在外公看来，能够有效地治疗疾患的方法才是好方法。他经常会看一些现代医学书籍，不断地学习，采取其中的先进方法，正是因为对镁元素及其功效的了解，外公才能帮助众多偏头痛患者。

» 麻子仁丸：润肠泄热肠道"清"，和便秘说再见

【偏方名】

麻子仁丸。

【食　材】

麻子仁500克，芍药250克，枳实（炙）250克，大黄（去皮）500克，厚朴（炙，去皮），杏仁（去皮尖，熬）250克。

【做　法】

上六味药研为末，炼蜜为丸，梧桐子大小。每天服10丸，分成3次服用，依效果递增。

【外公问诊记】

曾经有位四十多岁的女士来到外公的诊所，外公问她所患何病，只见她面露难色，仔细询问才知道是便秘。

那位女士说，自己便秘很多年了，平时大概一个星期排便一次，每次排

便的时间都很长,有时候甚至在马桶上坐一个小时,而且大便干燥、恶臭、排便不尽,黏在肛门上面掉不下来,很是苦恼,还有些时候会便血。

听完她的叙述,外公给她开了一剂药方——麻子仁丸,该方剂出自《伤寒论》,其主要构成药材:麻子仁 500 克,芍药 250 克,枳实(炙)250 克,大黄(去皮)500 克,厚朴(炙,去皮)250 克,杏仁(去皮尖,熬)250 克。上六味药研为末,炼蜜为丸,梧桐子大小。每天服 10 丸,分 3 次服用,药量可循序渐进,11 丸、12 丸、13 丸……等到大便变软,排出容易之后即可。

那位女士按照外公开出的方剂连续服了两天,便秘就得到了缓解,排便舒畅多了,整个人也觉得轻松了很多,不会再半个小时、一个小时地占用马桶了。

便秘的形成本就是个长期的过程,因此治疗的过程不能太过心急,虽然药店中有果导片、开塞露等治疗便秘的快速药物,但是这样的药物对肠道的伤害比较大,长期使用此类药物,会加重便秘,这样一来,不但便秘没有解决,其他疾病也会接踵而来。

那位女士深知自己已不再年轻,经受不起这些剧烈泻药的"折腾",因此才会找到外公寻求缓解便秘的中药。

【外公说中医】

外公说,麻子仁丸是在小承气汤的基础上加了麻子仁、杏仁、芍药组成的。这个方剂里面的大黄、厚朴、枳实可泻胃气,添加芍药能够滋养脾阴;麻仁、杏仁为滑利滋润之上品,可润肠通便;杏仁具有利肺气,降胃气之功。

外公讲,麻子仁丸治疗习惯性便秘的效果很好,对于便秘引发的烦躁、口臭、头晕、睡眠质量下降等症状都有非常好的疗效,这些状况能够随大便排出的容易程度得到缓解。

外公说,人体的肠道有 8~10 米长,肠内褶皱纵横,平均每 3.5 厘米就是个弯折,即使我们每天都排便,肠道里面也还会存留一些食物残渣,残渣被细菌分解之后会变得干结、腐败、发酵、变质,时间久了,就形成了厚 5~7 毫米、重 5~6 千克的黑色、恶臭、有毒物质,它们紧贴在肠壁上面,很坚硬,对肠道的损害非常大,实际上,这就是我们平时所说的宿便。

外公提醒，宿便堆积在肠道里面会发酵、腐败，释放毒气、毒素，严重影响着身体健康。虽然中药里面有专门治疗便秘的药物，如大黄、芒硝、枳实、厚朴配伍而成的"大承气汤"，服用此方虽然可通便，但攻伐力度很大，很容易伤害人体正气。

外公解释说，麻子仁丸方子里面的麻子仁、杏仁、白芍、蜂蜜皆为润肠之品。便秘为长久积累之病症，药力太小是很难解决问题的，所以，便秘非常严重时可以使用大承气汤，不过需要对大承气汤进行改良，把里面最猛烈的药物芒硝去掉，减轻厚朴、枳实等药物的用量即可，如此，"峻下剂"成了"轻下剂"的小承气汤。麻子仁方有攻润结合、下不伤正等特点，适合普通便秘患者。

外公强调，肠道出了问题不一定要开刀，从中医的角度来说，导致便秘的因素有很多：一种是胃肠积热便秘型，也叫热秘，主要症状为：屁臭，大便干结，小便赤黄，口唇生疮等，多出现在体实者身上；一种为脾肾虚寒便秘型，也叫冷秘，多见于老年人或久病未愈者；一种是津液不足便秘型，也称虚秘，主要症状是便干、食少、面色苍白、心慌气短、乏力困倦，多见于老年人，体虚、失血过多、慢性贫血者；一种是肝郁气滞便秘型，也称气秘，多见于性格内向、更年期患者。用药过程中要针对便秘类型选药物，不可盲目下药，应当辨证施治。

» 米汤里加食盐：脾胃调和，脱水身体好吸收

【偏方名】
米汤里加盐。
【食 材】
米汤 500 毫升，盐 1.75 克；或炒米粉（或熟米粉）25 克。
【做 法】
取米汤 500 毫升放入干净的容器中，加入 1.75 克精盐；也可以取炒米

粉或熟米粉 25 克，加入精盐 1.75 克，倒入 500 毫升水熬煮 2 ～ 3 分钟。

【外公问诊记】

有一年夏天，一位身高 1.8 米的男子来外公的诊所看病，此人虽身体健壮，但面色偏黄，眼眶凹陷，神情倦怠，有气无力。外公仔细询问才得知，该男子来此地探亲，而夏季正值"烧烤热"，一行人便走到烧烤店，男子喜食田螺，一上来就点了一盘炒田螺，吃得不亦乐乎，回家之后便腹痛不止，不停地拉稀，亲戚家中没有止泻药，他便就近来到了外公的诊所。

男子已经饱受了腹泻之苦，亲戚们怕他脱水，在来诊所之前给他喝了一些盐水，可腹泻并未止住，话还没说完，他就赶忙问外公诊所里有没有厕所。

从厕所回来之后，男子都已经快站不稳了，他催促外公给他开些止泻药，以缓解腹泻之苦。

但是外公并没有急于为他开止泻药，而是走到厨房，将家中的炒米放到锅中，加入适量清水煮了起来，最后加入一小撮盐，让那名男子喝下，几个小时之后，男子的腹泻就止住了，整个人也精神多了，第二天就恢复到正常排便了。

【外公说中医】

外公说，炒米性温，并且米可养脾胃，因此喝炒米汤可以调理脾胃，温中散寒，进而止泻。

实际上，吃坏东西只要将脏东西排干净就没事了，腹泻最大的危害就是不停地拉稀，导致人体内的水分和盐分不断流失，使得人体脱水，电解质紊乱。

就拿那位中年男子来说，他的眼眶凹陷，有气无力，很明显已经脱水、低钠，如果是儿童，恐怕已经有生命危险了。

那为什么那名男子喝盐水之后仍旧腹泻不止呢？外公说，正在腹泻的肠道是不能吸收口服盐水的，喝多少就会拉多少，根本不能进入体内。

很久以前就有人发现在盐水中加入葡萄糖的溶液在进入肠道时会形成葡萄糖—钠离子偶联吸收机制，这样一来，即便腹泻，盐水也可以顺利地被肠道吸收，进而补充人体所需的盐分和水分。

外公还讲了这样一则报道：孟加拉国的难民营中，霍乱等肠道传染病非常常见，有时候一个难民营中会有几千人同时患上此病，打针补液难以救急，只能通过使用盐水加葡萄糖来应付。可难民营中经常缺乏药品，为了使更多的人获救，科学家们苦心钻研救急方法，终于发现，随处可见的炒米、炒米粉都能够代替葡萄糖。这是因为米的主要成分是淀粉，可以分解为葡萄糖，并且米汤具有收敛止泻的功效，可以直接降低患者排便量，缩短腹泻时间。

外公说，看过这则报道之后他体会到，很多偏方并非源于中国民间，在国际范围内均被应用，可以说是安全可靠，容易被患者接受的。

» 每天一杯牛奶：增加体内钙含量，肾结石不再复发

【偏方一】

牛奶。

【食 材】

牛奶。

【做 法】

每天早上饭后半小时喝250毫升纯牛奶。

【偏方二】

钙片。

【食 材】

钙片。

【做 法】

每天吃1粒钙片。

【外公问诊记】

曾经有位六十多岁的肾结石患者来到外公诊所，她告诉外公，自己刚刚做过碎石手术，但是在住院期间，她听人说很多肾结石患者在做完肾结石手术之后还会长出新结石，平均 9.5 年就会复发，所以自从出院之后她就整天忧心忡忡，担心自己的肾结石会复发。

外公安慰老人家，肾结石并不是什么大病，虽然根治比较难，但只要做好预防工作，它就不会复发。

外公告诉她，虽然女性肾结石的复发率为 60%，可还是有方法预防的，每天饭后喝上 250 毫升牛奶或每天吃上一粒钙片都能够有效地预防肾结石的发生。

老人家对外公的话将信将疑，很难相信这么大的难题用这么简单的方法就能解决，并且医生叮嘱她要少补钙。外公看出了老人家的犹疑，对她说可以按照上述方法尝试一下，日久自然知道哪种方法正确。

带着满腹狐疑，老人家离开了诊所，回家之后每天喝上一杯牛奶，有时候出门在外不方便喝牛奶还会吃上一粒钙片。十年后的某一天，外公出去办事，刚好碰到那位老人家，虽然已隔十年，可老人还是一眼认出了外公。思索良久，外公才想起她，两人互相寒暄了一阵，外公问她肾结石有没有复发过，老人满面笑颜，说这十年从未间断补钙，肾结石也真的没有复发，前阵子去医院做肾脏 B 超，并未出现异常，还好当初没有听那个医生的。外公看到老人家身体康健，肾结石也已经被控制住，着实为她高兴。

【外公说中医】

外公说，由于 70% ～ 80% 的肾结石由草酸钙构成，磷酸钙也比较常见，所以才会有很多大夫对肾结石患者说不要补钙。但是只有当磷酸钙和草酸钙在一起的时候才会形成结石，因此，想要预防肾结石，首先要做的就是预防草酸钙的生产。

外公解释说，草酸存在于我们平时吃的菠菜、番茄、土豆等食物中，草酸钙结石主要在肾脏里面形成，而形成草酸钙的主要因素却并不是钙，而是草酸。当人体吸收大量草酸的时候，草酸钙结石才更易形成，否则，即便体内存在再多的钙，也不会出现肾结石。因此，想要预防肾结石，应当降低体内的草酸含量。

外公说，吃钙片或喝牛奶就可以达到预防草酸钙结石的目的。补钙能够将草酸阻挡在外，进而排出体外，也就降低了形成草酸钙结石的概率；反之，体内缺钙，胃肠中的草酸就会被大量吸收，形成结石的概率就更大。

最后，外公提醒，虽然补钙可以在一定程度上预防肾结石的复发，但是要注意补钙的技巧，尽量避免和富含草酸的食物同食，这也就是为什么有很多人说菠菜和豆腐一起吃容易结石了。

» 蜂蜜＋烤橘子：化痰又止咳，夜晚就是睡得香

【偏方一】
蜂蜜。
【食　材】
蜂蜜。
【做　法】
临睡前将一勺蜂蜜送入口中，慢慢地将蜂蜜咽下即可。

【偏方二】
烤橘子。
【食　材】
橘子。
【做　法】
将橘子清洗干净之后晾干，然后靠近火炉不断翻动，等到橘子皮微焦之后稍微冷却即可食用。

【外公问诊记】

从小我就跟外公外婆一起住，外婆在世时，有一段时间身体非常虚弱，常常半夜咳起来没完，这时候外公就会让她喝一勺蜂蜜，先是含着，而后慢慢地将蜂蜜咽下去。每次外婆喝过蜂蜜都会慢慢睡去，咳嗽声也渐渐消失。

外公说，除了喝蜂蜜，还可以通过吃烤橘子缓解咳嗽。

说来也巧，曾经就有一位卖橘子的患者跟外公讲述自己夜间咳嗽的症状。那是位四十岁上下的中年男性，以卖水果为生。他对外公说，自己的咳嗽很奇特，白天还好，越是到夜里咳嗽就越厉害，严重影响到了自己的睡眠质量，白天还要早起去进水果，每天像这样睡不好，精神状态严重受到影响，询问外公有没有什么方子可以帮他治疗咳嗽。

我以为外公会像当年为外婆治病时那样让他回去喝蜂蜜，可外公却说："既然现在是盛产橘子的季节，你又以卖水果为生，不妨试试烤橘子的治疗方法。"

具体做法为：将橘子清洗干净之后晾干，然后靠近火炉不断翻动，等到橘子皮微焦之后稍微冷却即可食用。

那位卖水果的叔叔回到家中如法炮制，没过几天就提着几斤水果来到外公的诊所，连说这个方子效果好，这几天终于能睡上安稳觉了。

【外公说中医】

外公说，蜂蜜之所以能够镇咳，主要是因为蜂蜜的黏性比较大，在经过喉咙的时候会敷在咽喉发炎的地方，同时形成一层膜，此外，蜂蜜中糖的浓度非常高，而水含量却很低，属于高渗透性溶液，因此，细菌在接触到蜂蜜的时候会严重脱水，最后死亡。所以，要先口含蜂蜜，让蜂蜜流经咽喉时充分覆盖炎性部位，以消毒、杀菌，同时降低炎症反应，尽快修复咽喉受损处。

之后外公又解释了烤橘子镇咳的原理。我们都知道，陈皮就是由橘子皮制成的，具有止咳化痰之功。新鲜的橘子皮被火烤的过程，实际上就相当于将新鲜的橘子皮迅速变成陈皮的过程，因此有非常好的镇咳之功。

外公说，很多人出现咳嗽症状后急于喝止咳糖浆，因为止咳糖浆容易下咽，服用简便，效果也不错，但是止咳糖浆存在一个弊端，就是长期服用容易产生耐药性，服用过止咳糖浆的人都有这样的体会，刚开始服药的时候效果确实不错，后来喝着喝着就没什么效果了。并且，有些止咳糖浆中添加了可待因、阿片酊等物质，服用剂量不准确很容易上瘾，对身体健康产生威胁。咳嗽严重时应当及时就医，对症治疗，症状不严重时通过简单的偏方治疗就能痊愈。

» 饭后吃香蕉：钾元素一到位，血压中风全让位

【偏方名】

香蕉。

【食　材】

香蕉。

【做　法】

每天饭后吃上一根香蕉。

【外公问诊记】

外公有个朋友姓张，暂且称他张爷爷吧，早些年去山东闯荡，多年未见。有一年冬天，舅妈打电话到诊所，说外公的老朋友来看外公了。我和外公打点好诊所之后就赶到了家中。

两位老人见面之后热泪盈眶，互相询问了这些年的情况。张爷爷在家中小住了一段时间，没过几天，外公就发现张爷爷每天早上都会吃一小片药，询问后得知他服用的是降压药，外公为他准备的美食，他也是挑挑拣拣只吃些青菜类的。原来，几年前张爷爷就患上了高血压，平时都是靠吃降压药控制血压的。

张爷爷说，为了控制血压，他的日常饮食非常清淡，可人一上了年纪，

本来品味儿的能力就比较差，总是这样清淡饮食也着实难受。

外公听到张爷爷这么说，给他想了一个两全其美的控制血压的方法，既能够吃得有滋有味，又可以很好地控制血压，那就是每天吃过咸味食物后再吃根香蕉，这样既可享受美食，又可以稳定血压。

张爷爷一听这样就能控制血压，乐开了花，从那之后，每天饭后都会吃上一根香蕉，后来张爷爷回到山东之后继续用这个方法。再后来张爷爷打电话到家里，告诉外公自己的血压平稳多了。

外公嘱咐张爷爷，除了吃香蕉，平时也可以多吃些小白菜、油菜、雪里蕻、豌豆、毛豆、土豆、橘子、蘑菇、紫菜、黑木耳等，因为这些食物均有一定的平稳血压的功效。

【外公说中医】

外公说，老年人平时吃些香蕉是非常好的，可以通便，还可以降血压。香蕉的通便之功不必多说。香蕉之所以能够降血压，主要是因为香蕉富含钾元素。一根香蕉含有 400 毫克的钾，而钾能够促进盐的排泄，并且钾还具有扩张血管之功，因此饭后吃一根香蕉可以降压。

外公还说，对高血压患者来说，增加钾元素的摄入和限制盐分摄入的效果相似，长期摄入钾元素可以适当减少降压药的用量，症状较轻的患者甚至不服药都能够保持血压的平稳。

外公补充道，多吃钾除了能够降血压，还可防中风。曾经有调查结果显示，每天摄入钾较低者，中风的危险性会显著增加，若每天钾的摄入量在 1500 毫克以上，中风的发生概率就会下降很多。因为钾元素具有降血压之功，血压控制得当，中风的发生概率自然会下降。

外公还给我讲了这样一个有趣的报道：科学家发现某些原始部落也喜欢吃咸食，但患高血压、中风的概率却非常小，最初科学家们也不明白其中的缘由，后来发现这些原始部落由于找不到盐井而用草木灰代替盐来调味，草木灰中富含氯化钾，味道咸咸的，和盐没什么区别。用氯化钾代替氯化钠，自然不会引发高血压。

» 槐花糯米粥、大黄鸡蛋：帮你远离痔疮

【偏方一】

槐花糯米粥。

【食　材】

槐花 10 克，糯米 50 克，白糖适量。

【做　法】

将槐花和糯米清洗干净后放入锅中，倒入适量清水一同熬煮成粥，加入适量白糖，趁热服食，每天吃 2 次。

【偏方二】

大黄鸡蛋。

【食　材】

大黄 50 克，鸡蛋 2 个。

【做　法】

取大黄 50 克，鸡蛋 2 个，先将大黄放到 200 毫升开水中煮 2 分钟，然后放入鸡蛋，继续煮 20 分钟，每天早晚各吃一个煮熟的鸡蛋，晚上用鸡蛋水洗痔疮。

【外公问诊记】

曾经有位男性患者，二十岁左右，是附近工地的一位农民工，在村子里自己租了间小房子，每天上班下班路过诊所。一天，他因受痔疮困扰找到外公，据他说，最近不知怎么地长了痔疮，肿胀疼痛，出血，坐立难安，饮食无味，非常难受，问外公有没有什么良方可医此病。

外公问他平时的饮食情况如何，他说工地的日子是比较苦的，不过工资还算可以，每天停工之后，他都会到附近的小饭馆点个可口的菜肴，顺便喝上几两白酒。

外公给他推荐槐花糯米粥，具体做法为：将槐花和糯米清洗干净后放入

锅中，倒入适量清水一同熬煮成粥，加入适量白糖，趁热服食，每天吃 2 次。

但是那个小伙子却说这种方法比较麻烦，他一个人在外打工，熬粥需要不少时间，而且要在旁边看着，以免煳锅，问外公有没有容易操作的方法。

外公想了想，又给他推荐了大黄鸡蛋治疗法，具体做法为：取大黄 50 克，鸡蛋 2 个，先将大黄放到 200 毫升开水中煮 2 分钟，然后放入鸡蛋，继续煮 20 分钟，每天早晚各吃一个煮熟的鸡蛋，晚上用鸡蛋水洗痔疮。外公嘱咐他要戒口，尽量避免吃辛辣食物，更不能喝酒。

那个小伙子点了点头，觉得这种方法还算可行，最起码不用守在锅旁，于是买了些大黄回去。几天之后，他又来到诊所，说自己的痔疮已经痊愈了，几天的清淡饮食也让自己觉得精神十足。

【外公说中医】

外公说，槐花具有止血凉血之功，常用来治疗便血、痔疮等症；糯米性甘平，有温暖脾胃、补中益气之功，适合食欲不佳的患者食用。那个小伙子被痔疮折磨得不思饮食，将槐花与糯米一同熬粥服食，不但能够开胃，其中的槐花还可治疗痔疮，可谓一举两得，但是考虑到那个小伙子的时间问题，外公便给他推荐了大黄鸡蛋这一内服外用之法。

外公解释说，大黄为峻泻的药材，能够很好地缓解肛门之热，将大黄和鸡蛋一同熬煮之后吃鸡蛋，能够直接下中下焦之热；大黄可泻中下焦之内热，此时辅助大黄汁液清洗肛门，内服外用，效果更佳，所以那个小伙子才会在短时间之内治愈痔疮。

外公还提到，那个小伙子每天都在饭馆里吃饭，而饭馆的饭大都油腻、辛辣，对痔疮的治疗不利，并且他还有喝酒的习惯，在这些刺激下，即便用药效果也是不明显的，而且很可能会加重痔疮，因此外公嘱咐他禁食辛辣食物，避免饮酒。

最后，外公提醒，大黄鸡蛋这种方法并不适合妇人产后虚羸导致的痔疮出血，此类人群出现痔疮应另当别论。

》　用盐水清洗鼻子：预防和治疗哮喘的绝佳秘方

【偏方名】

盐水洗鼻。

【食　材】

盐水。

【做　法】

每天用盐水至少清洗一次鼻子。

【外公问诊记】

记得有一次，外公正在诊所里为患者看病，突然，外面嘈杂声一片，而且还夹杂着哭喊声。外公赶忙走出门外，看到一个老头坐在地上大口大口地喘息着，旁边一个女孩哭喊着向周围的人求助。

外公见状，赶忙让我过去帮忙，将那个老头扶到诊所，见有人帮忙，那个姑娘镇静多了，突然，她好像想到了什么，急忙在父亲的口袋里摸索着，不一会儿拿出一小瓶喷剂对着老人的口中喷了几下，20分钟以后，老人恢复到平静状态。

原来，老人患有哮喘多年，女儿一直出门在外，老人多年来由老伴照顾，前不久老伴去世了，女儿就回到家中。刚才在大街上，老人哮喘病突发，一时间没能摸出喷剂，女儿平日里虽然见过父亲使用这种喷剂，但慌乱之中却乱了阵脚。

外公拿过老人刚刚使用过的喷剂一看，原来是万托林。老人说，自己在家没事的时候会看些医学保健类的书籍，书上说吸入激素是最有效的治疗哮喘的方法，但老人本就骨质疏松，而激素容易加重骨质疏松，况且有报道说非典时就曾有很多患者因为服用大量激素使得股骨头坏死，老人一看此报道，更是万万不敢使用激素，只是选择具有扩张支气管功效的万托林以防万一。

外公听到此，对老人说："我给您推荐个偏方吧，回去之后您如果坚持实施，哮喘的发作频率一定会大大降低。"

听到外公这么说，老人的女儿非常开心，赶忙问外公是什么奇特的方法，外公笑了笑，说道："盐水洗鼻法。"

老人和他的女儿虽然对此方将信将疑，但回家之后还是坚持使用了一段时间。两年以后，那位老人的女儿前来拜访，告诉外公她父亲的哮喘这两年只发作过一次，这个盐水洗鼻法疗效还真是不错。

【外公说中医】

外公说，盐水洗鼻法治疗哮喘是有科学依据的，从中医的角度来讲，肺开窍于鼻，所以，鼻和肺之间的关系非常密切。80%以上的哮喘患者同时患有过敏性鼻炎，过敏性鼻炎患者发展成哮喘的概率为正常人的5倍左右。很多过敏性鼻炎伴随哮喘的患者服用治疗鼻炎的药物之后，不但控制了鼻炎，就连哮喘的发作概率也大大降低了，由此也能看出，治疗鼻炎与哮喘的原理是相同的。

外公解释说，虽然过敏性鼻炎会导致哮喘的原因尚有争议，但各种观点的共同之处就是都认为此病是鼻腔内部产生疾患，进而对气管产生刺激所致。可能是鼻腔中存在哮喘病产生区，鼻腔出现炎症，则神经受刺激，气管收缩痉挛，引发哮喘；也可能是过敏性鼻炎发作时鼻腔中充满鼻涕，使得通气受阻，此时人会不自觉地张口呼吸，空气未经过滤进入口腔和肺脏，污染物、过敏原趁机刺激气管，引发哮喘；抑或是鼻腔中的炎性物质被吸入或流入血管中，都会引发气管过敏，导致哮喘。

最后，外公讲道，用温盐水清洗鼻腔，能够及时地洗刷鼻腔中的鼻涕和炎性物质、过敏原等，此法与治疗过敏性鼻炎的方法相同，能够有效预防哮喘，哮喘的发作次数越少，对患者生命健康的威胁才越小。

» 越鞠丸：胸闷气短一扫光，全天心情变舒畅

【偏方名】

越鞠丸。

【食　材】

炒苍术，醋炒香附，川芎，炒神曲，黑山栀。

【做　法】

将炒苍术、醋炒香附、川芎、炒神曲、黑山栀五味药等分，研磨成细末后用水制成绿豆大的丸药，每次服 15 克，用白开水送服。

【外公问诊记】

一次，一位衣着光鲜的时尚女性来到外公的诊所，那位女士容貌姣好，却愁眉不展，外公询问她哪里不舒服，她便说出了"郁闷"二字。

如今再提到这个词大家一定非常熟悉，因为这个词已经成了众人的口头禅。当然了，人非草木，七情六欲常挂心中，没有人可以每天都过得非常开心，偶尔的心情不快也正常，但是要注意，千万不可以让这种负面情绪随意地发展下去，因为它很可能是抑郁症的前兆。

那位女士"郁闷"一词一脱口，外公便笑了笑，随口说道："太过操劳还是心事太多啊？"女士叹了口气，说道："我是某公司的经理，最近公司内部出了很多问题，一天到晚被一大堆事困扰着，每天加班到很晚，可没想到回家之后老公却说我只顾工作不顾家庭，我着实冤枉啊，外人不为我着想也就算了，没想到自己最亲的人居然也找自己的碴儿。所以我每天都不快乐，似乎都快忘记怎么去笑了，最近经常觉得胸闷，上不来气。"

外公问她有没有看过大夫，她说去过医院，医生诊断为焦虑综合征，给她开了些调节神经的药物，但效果不怎么明显。

外公听完她的叙述，给她开了一味药——越鞠丸，告诉她每天回家之后用白开水送服，每次服用 15 克。

最后，外公叮嘱那位女士：在服药的同时，自己也要学会调节自己的心情，最好将自己在公司的难处告诉老公，让自己最亲近的人帮助自己分担生活中的压力，排解困难。身为同床共枕之人，一定能够理解和包容你。

那位女士对外公道谢之后拿着药回家了，按照外公的嘱咐服药半个月之后，精神状态大好，夫妻关系也和谐了不少，还特意带着礼物来诊所向外公叙述情况。

【外公说中医】

外公告诉我，早在七百多年前，中医上就对郁证给出了精微的"理法方药"。越鞠丸就是其中的一种。越鞠丸又名"芎术丸"，为朱丹溪治疗因气郁、血郁、痰郁、火郁、湿郁、食郁导致的胸膈痞闷、吞酸呕吐、饮食不消等症开出的方剂。该方剂构成药材为：炒苍术、醋炒香附、川芎、炒神曲、黑山栀，取等分研成细末后用水制成绿豆大的丸药，每次服 15 克，用白开水送服。

外公说，中医上将郁证分成了以下几方面：气郁容易导致血行不畅，进而形成血郁；而气血郁久就会聚湿食滞，形成湿郁、食郁，化火形成火热之郁。越鞠丸的主要功效就是开郁舒气，因此可以使气机舒畅，六郁皆舒，消除痛闷。

在该方剂中，香附辛温芳香，具有开气郁之功；苍术可燥湿郁；川芎可调血郁；栀子苦寒，具有解火郁之功；神曲可消食郁。

痰由郁生，五郁得散，痰郁也就消失了，因此将上述五味药配伍，能够统治六郁。

外公又推出了几种越鞠丸加减方，能够有针对性地对付各种郁证：湿郁重则加茯苓、白芷；火郁重加青黛；血郁重加桃仁、红花；气郁重加木香、槟榔；食郁重再加麦芽、山楂、砂仁；痰郁重加制南星、姜半夏、瓜蒌、浮海石；挟寒则加吴萸……

越鞠丸为治疗气郁、血郁、热郁、湿郁、食郁等郁证之良方，在调节精气神中的"气"时兼调"精"和"神"，全面振奋人的精气神，虽然方剂的构成简单，却能够有针对性地治疗郁证。

最后，外公强调了调节情志的重要性。外公说，即便药效再好，如果自己不能进行情志的自我调节，终日抑郁寡欢，也仍旧不能解郁证，在郁证面前，自救才是最重要的。

» 生姜泻心汤：打嗝腹泻全消散，大便不再稀薄了

【偏方名】

生姜泻心汤。

【食　材】

生姜 12 克，炙甘草 9 克，人参 9 克，干姜 3 克，半夏 9 克，黄芩 9 克，黄连 3 克，红枣 12 枚。

【做　法】

将生姜切片，红枣掰开，连同其他材料一同放入锅中，加入 2 升水，煮至 1.2 升后，去滓，继续煎至 600 毫升，每次趁温服 200 毫升，每天服 3 次。

【外公问诊记】

曾经有个公司的老总开着车来外公的诊所问诊，大家可想而知，对于一个处在事业巅峰的中年男子来说，工作的压力是非常大的，每天都有很多新的任务、挑战等着他。

他告诉外公，前段时间体检的时候发现自己患了轻度胃炎，可他并没将此事放在心上，因为学生时代的时候班上就有很多同学患有胃炎，治疗起来并不困难。于是，他让妻子在药店里给他拿了几盒吗丁啉，平时服药也是有一顿没一顿的，没过多久，不适症就显现出来了：厌食、腹泻、胃部不适。

可他仍旧不相信一个胃炎能把自己怎么样，就这样又挺了一个星期，他的精神状态越来越差，走几步路就会气喘吁吁，大便溏稀，这下他可着急了，赶忙到医院去看病，大夫给他开了些诺氟沙星和黄连素口服液，症状得到了控制。

两天之后，他要到外地开会，可能是由于奔波劳碌，虽然坚持服药，可

返程的时候还是非常难受,起先是腹痛,紧接着又是腹泻,身边的助理是我们村里的人,直接让司机把车开到了外公的诊所。

听完事情的前因后果,外公给他煎了一剂生姜泻心汤,服药过后,外公让他躺在床上休息,第二天清晨,那位老板的精神状态好了很多,一个晚上只上了一次厕所。

早饭过后,他们向外公道谢准备返回公司,外公又包了两剂药,嘱咐他回家之后自己煎服。两天之后,那位老板打电话过来说自己的胃部不适以及腹泻症状全部消失了。

【外公说中医】

外公说,他为那位老板开的药之所以效果显著,是因为他的症状刚好符合《伤寒论》第 157 条:"胃中不和,心下痞硬,干噫食臭,胁下有水气,腹中雷鸣,下利者,生姜泻心汤主也。"

因此,若患者腹泻,腹中雷鸣,并且伴随着干噫食臭,即可服用此方。腹泻症状不明显,大便溏稀,每天大便两三次,喜欢打嗝,都是脾胃不和之症,可服用生姜泻心汤。生姜泻心汤的关键之处就是治疗脾胃不和,抓住这个要点,问题便可迎刃而解。

姜是日常生活中常见的调味品,也是用途非常广的药物,平时我们谁有个感冒发烧,外公都会熬上一碗姜汤端过来。

生姜是助阳之品,自古就有:"男子不可百日无姜"的说法。关于生姜,外公还讲了这样一个故事:苏轼的《东坡杂记》里面说杭州钱塘净慈寺有个 80 多岁的老和尚,面似童颜,"自言服生姜 40 年,故不老云"。

据说,当年白娘子盗仙草救许仙,那株仙草就是生姜芽。生姜也叫"还魂草",姜汤则名"还魂汤"。

外公说,很多药方之中都添加了姜。张仲景的《伤寒论》中共拟 113 方,其中 37 个方剂用了生姜,23 个方剂用了干姜,从这里我们也能看出姜在中药方剂之中的重要性。

外公又仔细讲述生姜和干姜的区别,干姜属热性,辛烈性较强,擅长温脾胃之阳，兼温肺化痰，临床上多用干姜治中焦虚寒、阳衰欲脱、寒饮犯肺喘咳等病。

生姜味辛性温，擅长发散风寒、化痰止咳，还可温中止呕、解毒，临床多用其治疗外感风寒、胃寒呕逆等症。

讲完生姜的功效，外公便接着详述生姜泻心汤。生姜泻心汤源于张仲景的《伤寒论》，其构成药材为：甘草、人参、干姜、半夏、黄芩、黄连、生姜、红枣。该方剂为和剂，具有调和脾胃之气，解寒热之纷，增补中气之功。

人的脾胃各有各的功能，脾主升清，胃主降浊，该升不升或该降不降，就出问题了，此时用芩连的苦寒降之。脾气不升则生寒泻利，因此选择干姜温补；半夏消痞，具有开豁痰气之功。脾胃气弱，则不能豁痰气，因此添加人参、甘草、红枣补脾胃之气。

该方剂苦降、辛开、甘补，可散饮消痞，治疗胃中不和等病。适合胃下垂、胃扩张、慢性胃炎等胃阳虚弱，水饮内停者。

» 麻杏石甘汤：热喘湿毒统统消失不见

【偏方名】

麻杏石甘汤。

【食　材】

麻黄 18 克，杏仁 10 克，炙甘草 10 克，生石膏 45 克，半夏 12 克。

【做　法】

将所有材料一同放入锅中，加入适量清水煎汁即可。

【外公问诊记】

多年前一个冬季的晚上，诊所里无人，外公准备锁上门休息，突然有人"咚咚咚"地敲起门来，我赶紧跑出去开门，一位六十多岁的老太太在女儿的搀扶下走进诊所，老人的表情很痛苦，那位年轻的女士急忙说："大夫，您快看看吧，我妈说她很难受。"

外公赶忙让老人家坐下，然后让老人张开嘴，发现她的舌苔很白，舌尖发红，口唇干涩，然后又为她把了把脉，脉滑数。

老人的女儿说，她的母亲昨天患了感冒，浑身发冷，不停地咳嗽，咽喉干痛，女儿就给母亲吃了两片感冒药，出了一身汗。可没想到到了晚上，老人浑身酸痛，咳嗽得很厉害，而且还咳出了白色痰液，老是想喝水。

听完她的叙述，外公为老人开了两剂麻杏石甘汤：麻黄 18 克，杏仁 10 克，炙甘草 10 克，生石膏 45 克，半夏 12 克，一同煎服。

两个人拿着包好的药回到家中。第二天一早，老人的女儿就来到诊所，连声道谢，说自己母亲昨晚喝过药后，出了一身大汗，咳嗽症状也得到了缓解，但还是没有痊愈，外公又为那位女士开了 6 剂麻杏石甘汤，4 天以后，老人的症状全消。

【外公说中医】

外公说，患者出汗后如果还伴随着咳嗽等症，却并没有发热，应选择麻杏石甘汤来治疗。麻杏石甘汤在《伤寒论》中用于治疗太阳病，出汗，但是没有痊愈，风寒入里化热，"汗出而喘"者，后来用在治疗风寒化热，风热犯肺，内热外寒等症，对于邪热壅肺之身热喘咳、口渴脉数，无论有汗、无汗，都能够通过该方剂加减治疗，效果是非常好的。

外公解释道，此方剂中，麻黄具有发热、解热之功；杏仁、甘草具有镇咳、祛痰之功；大量石膏具有解热、镇静止渴之功。很多医院也常用该方剂治疗感冒、上呼吸道感染、急性支气管炎、支气管肺炎、大叶性肺炎、支气管哮喘、麻疹合并肺炎等表邪未尽，热邪壅肺症。

外公讲，有些人认为感冒发烧这种小病没有必要这么"兴师动众"，岂不知，感冒也要对症治疗才能根治，否则，很有可能引发其他疾病。有些人认为感冒发烧，直接吃些发汗的药物就可以了，实际上，这种方法只能去表证，实际症状仍然存在。就像有些人感冒的时候打几个喷嚏，打几下冷战就过去了，而有些人感冒没什么实质症状，却浑身难受。

实际上，感冒表现出来的表证：打喷嚏、咳嗽等，就是体内的"正邪"对抗的过程，如果只懂得驱除这些表证，真正的病邪仍旧存在身体内，其他不适就会接踵而来。

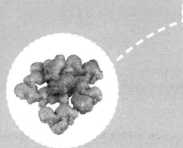
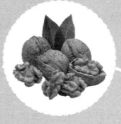
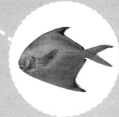
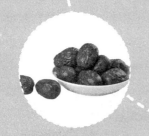
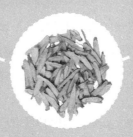
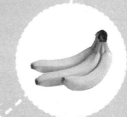

第二章

外科小偏方，解决伤痛有妙招

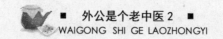

» 仙人掌：既抗炎，又镇痛，扭伤之后要涂抹

【偏方名】

仙人掌。

【食　材】

仙人掌。

【做　法】

取仙人掌适量，用小刀刮去仙人掌的外皮和刺，然后放到干净的容器中捣成泥状，之后取一块干净的纱布，将捣好的仙人掌均匀地铺在上面，覆盖在损伤处，包扎好，每天涂抹 2 次即可。

【外公问诊记】

有一年暑假，我陪外公去走亲戚。到亲戚家的时候，已经是上午十点多了，他们非常热情好客，里里外外忙碌着，外公和我则坐在客厅里与人闲聊。

突然，厨房里传来了"啊"的一声，接着是盘子摔碎的声音。外公和我赶忙走向厨房，只见亲戚家的儿媳摔倒在地上，旁边是摔碎的盘子和一地的菜肴。

众人将她扶进卧室，仔细询问才知道，那位阿姨习惯穿拖鞋，我们都知道，拖鞋有时候是不"跟脚"的，再加上她里里外外忙碌，没顾得上看脚下，地上不知是谁不小心洒了些油，她这一滑，脚踝被扭伤了，整个身体失重，就摔在了地上。

外公看着她那肿得像包子一样的脚说道："还好没有伤及骨头，只是急性踝关节扭伤。"旁边的一位阿姨赶忙说："那赶紧拿条热毛巾敷敷吧。"

外公摆了摆手，让人从冰箱里拿出冰水，倒在盆子中，然后让那位阿姨将脚泡在里面，之后又让人找来几块新鲜的仙人掌。只见外公用小刀刮去仙人掌的皮和刺，放到一个干净的碗中捣成泥状，之后取出几块干净的白布，把捣好的仙人掌泥均匀地铺在白布上面，仔细地包扎在亲戚的脚踝处，最后叮嘱她晚上临睡前换一次药，每天换两次。

当天下午，我就和外公回家了，第二天外公打电话给亲戚，亲戚说那位阿姨的脚踝已经消肿了，也不那么疼了。外公嘱咐那位阿姨每天用热水泡脚，以增强局部血液循环，迅速修复组织。一个星期后，亲戚打来电话告诉外公，那位阿姨已经可以做些基本活计了。

【外公说中医】

外公让阿姨用冰水泡脚是对她进行局部冷疗，消除局部炎症，控制肿胀扩大，降低内部血肿的形成。

仙人掌被众人所熟知，外公说，《本草纲目拾遗》中就有关于仙人掌的描述："味淡性寒，功能行气活血，清热解毒，消肿止痛。"

仙人掌的茎、果实均含有镇痛、抗炎成分，其中，谷固醇就是抗炎活性成分，而三萜皂苷为镇痛活性成分。并且，有研究结果表明，三萜皂苷的镇痛效果能够同西药罗通定相比。

从现代医学的角度来讲，踝扭伤类急性软组织损伤会导致毛细血管破裂出血，增加毛细血管的通透性，进而引发肿胀；疼痛是因为创伤性血肿或炎性反应物刺激局部神经。仙人掌具有消炎、止痛之功，刚好与急性软组织损伤对症。

外公说，很多人在急性软组织损伤的时候首先想到的就是用热毛巾敷一下，实际上，这个方法是错误的，因为热疗只会让肿胀更严重，同时会增加炎症，因此一定要采取冷疗法。通常在受伤 24 小时之后，局部肿胀和炎症得到控制后才可以进行局部热敷。这也就是为什么外公要等到第二天阿姨的扭伤得到缓解之后才嘱咐她热敷。

» 陈醋泡脚：醋酸消炎症，治疗足跟痛

【偏方一】

跺脚法。

【部　位】

足跟。

【做　法】

患者坐在椅子上，跷脚，脚背朝上，脚跟着地，之后用足跟反复跺击地面，力度由轻到重，频率逐渐加快，跺脚的力度应当以患者可以忍受的疼痛为限，每天进行多次，持续跺脚 1 个月。

【偏方二】

陈醋泡脚法。

【食　材】

陈醋。

【做　法】

将陈醋放入锅中加热后倒入洗脚盆中，泡脚半小时左右，每天泡 2 次，持续泡 1 个月。

【偏方三】

青砖疗法。

【材　料】

青砖，陈醋。

【做　法】

在青砖上凿一洞，尺寸与足跟相同，倒入陈醋，放到炉火上烧至沸腾，之后取下青砖，等到陈醋稍微冷却之后把足跟放入其中即可。

【外公问诊记】

一天，一位中年男子驱车带着自己的父亲来到诊所，老人家在儿子的搀扶下缓慢地走了进来。

外公让父子俩坐下来慢慢讲叙病情。原来，最近几个月老人的足跟痛了好几次，在省城的医院做检查，大夫却告知老人要动手术，这可把老人吓得不轻，药也没开，回家之后茶饭不思，后来有人向老人推荐外公的诊所，于是便赶来了。

外公告诉老人，西医手术见效很快，只要将注射器扎到脚跟皮肤中，在足跟深处打上一针就可以了。老人一听，连连摇头，他的儿子接过话来："这方法我听着都害怕，更别说我父亲了，难道就没有其他方法了吗？"外公回答道："方法倒是有，但见效恐怕慢些，要一个月左右才可痊愈。"老人一听有其他方法，眉头舒展，说道："那没关系，只要能治好就成。"

外公为老人家推荐了两种方法：

1. 跺脚法。

找一把椅子，然后坐到上面，向上跷脚，脚背朝上，脚跟着地，之后反复用足跟跺击地面，力度由轻到重，速度由慢到快，跺脚跟的时候一定要跷脚，以收缩小腿肌肉，同时抬起脚背。跺脚的力量应当以患者所能忍受的疼痛为限，每天操作多次，连续进行1个月。

2. 陈醋泡脚法。

将陈醋放到锅中加热，之后倒进洗脚盆中，双脚浸泡在热醋中半小时左右即可，每天泡2次，连续泡1个月即可。

外公嘱咐老人家在治疗的过程中要尽量少走路，避免长时间站立，可以穿上厚一些的软底鞋，或在足跟处垫一个厚些的软鞋垫，尽可能让足跟充分休息、受到保护。

一个星期之后，外公特意打电话回访，老人高兴地说疼痛已经减轻了很多；半个月之后，老人说自己的足跟痛已经完全消失了，并且连同多年的脚气病也一起被治好了。

外公还提到了一个治疗足跟痛的民间验方——青砖疗法：在青砖上凿一

洞，尺寸与足跟相同，倒入陈醋，放到炉火上烧至沸腾，之后取下青砖，等到陈醋稍微冷却之后把足跟放入其中即可。

【外公说中医】

外公说，足跟痛主要是跟骨以及周围软组织出现慢性损伤，进而导致周围软组织损伤引发的。临床上多采用局部注射激素治疗法，见效迅速，因为激素可以直接作用在炎症部位，进而抑制炎症反应。但在感觉神经分布密集的地方注射激素，会产生剧痛，很少有人能接受这种方法。

外公解释说，跺足跟的过程实际上就相当于在为足跟按摩，进而改善局部血液循环，将炎性物质带走。此外，跺脚撞击地面的同时，足跟深处软组织结构也会跟着改变，有所松懈。

外公又讲到热醋泡脚的原理。热醋泡脚可以通过热刺激改善足跟处的血液循环，进而止痛、消炎；醋的主要成分为醋酸，能够消除足跟深处的无菌性炎症。

外公说青砖疗法与热醋泡脚大同小异，只不过换成了在青砖里面泡脚，而青砖本身没有治疗作用。很明显，这种方法比直接使用热陈醋泡脚麻烦很多。

外公强调，无论采用哪一种方法，都要坚持一月之久，虽然足跟痛只是个简单的炎症，但病灶位于足跟深处，而非表皮下面，隔着那么厚的皮肉，肯定要花上一定的工夫治疗。

最后，外公告诉我，治疗足跟痛的偏方还有很多，比如用手按摩足跟，用拳头捶打足跟，这些都与跺脚法的原理相似，但操作起来明显要麻烦一些。

» 当归四逆汤：驱除寒气，通脉活血，告别多年老寒腿

【偏方名】

当归四逆汤。

【食　材】

当归 10 克，桂枝 10 克，芍药 10 克，细辛 10 克，通草 6 克，红枣 5 枚，炙甘草 6 克。

【做　法】

将所有材料放入锅中，加水 8 升，煮取 3 升，去滓，趁热温服 1 升，每天服 3 次。

【外公问诊记】

记得有一年冬天，一位四十岁左右的女士身着裘皮大衣来到外公的诊所，一进门，那位女士便靠着火炉蜷缩成一团。

外公倒了一杯热水递到她手中，询问她哪里不舒服，那位女士伸手接过茶杯，紧紧地握在手中，然后才开始说话："一到冬天，我的手脚冰凉得要命，您也看得出，我穿的衣服比一般人多，可还是感觉特别冷，碰哪都觉得冰凉，恨不得钻到火炉里。"

外公点了点头，问道："除了寒冷，还有没有其他不适？"那位女士想了想说道："四肢的关节经常疼痛，即使在夏季，遇上阴雨天气也会疼痛难忍，近几年发作得更加频繁。还经常头晕，爱生冻疮，凉水碰都不敢碰，热水喝得也不多。"

听完她的叙述，外公开始为她把脉，脉象沉细，之后让她张开嘴，那位女士舌苔白，舌质暗红。很明显，她这是寒滞血瘀之症。

结合她所出现的症候，外公为她开了具有养血荣经、温通气血之功的当归四逆汤 3 剂。那位患者拿着药回到家中煎服，3 剂服完之后又来到诊所，对外公说自己觉得四肢不像之前那么冰冷了，外公就又给她开了 20 剂当归四逆汤。此方剂温阳和散寒并用，养血和通脉兼施，温而不燥，补而不滞。连服 20 剂后，

那位女士四肢冰冷以及关节痛等症状全部消失，就连冻疮也去根了。

【外公说中医】

外公说，四逆汤、四物汤、四君子汤等方剂被人们所熟知，以这些方剂为主进行加减，能够变换出多种方剂。当归四逆汤出自张仲景的《伤寒论》，为温经散寒之代表方剂，其主要构成药材为：当归 10 克，桂枝 10 克，芍药 10 克，细辛 10 克，通草 6 克，红枣 5 枚，炙甘草 6 克。

外公告诉我，方剂之中的当归甘温，养血和血；桂枝辛温，温经散寒，温通血脉，为君药；细辛温经散寒，助桂枝温通血脉；白芍养血和营，助当归补益营血，共为臣药；通草通经脉，以畅血行；红枣、甘草，益气健脾养血，共为佐药。重用红枣，能够合归、芍补营血，还可防桂枝、细辛燥烈大过而伤阴血，甘草还可调和药性，为使药，将上述药物配伍，就能够达到养血通脉的功效。

外公还说，当归四逆汤不但能够治疗四肢冰冷、疼痛等症，还能治疗腹痛、头痛、腰痛、腿痛、脚痛，因为这些症状皆由寒邪入侵、血液流通不畅所致，而温经散寒的当归四逆汤刚好能够对症下药。

外公讲道，老人经常说自己两侧或一侧膝关节隐痛，活动后会加重，休息之后又能够得到缓解，遇到阴天下雨、气候变凉症状会加重，有时为急性疼痛，关节僵硬，活动的时候有响声，久坐后关节会变得更加僵硬，适当活动之后稍有缓解，症状的后期，膝关节肿大变形，不能正常活动，而且伴随着持续性疼痛，该症会随着年龄增长而加重。其实这与"人老腿先老"这句话是相符的，人一上了年纪，走路的速度就会变慢，下蹲困难，其实这些都是"腿老"的表现。

人在进入老年之后，机体器官会日渐衰老，但骨关节的使用频率仍然会很高，关节磨损严重，因此会最先出现老化，关节摩擦得越多，褶皱和不平整就会越多，进而出现疼痛。

外公强调，老年人遇到这种情况，可以在口服当归四逆汤的基础上配一个泡脚的中药包，方法非常简单，用威灵仙、伸筋草各 30 克，桑寄生、当归、丹参、鸡血藤各 20 克，白芷 12 克，秦艽、苏木、羌活、独活各 15 克，用纱布包好，先开大火煮，半小时后，转成小火熬 10 分钟即可，将药包取出，药汁倒在木桶中，加入适量热水慢慢泡。如果感觉水有些凉了，可以继续加热水，直至背上微微出汗即可，整个过程大概需要半小时。

最后，外公提出了加强锻炼的重要性，古语有云："正气存内，邪不可干。"运动能够促进人体血液循环，改善病变部位，缓解关节疼痛，经常散步、打太极、慢跑等能够增强人体正气，提高自身身体素质。

» 四妙汤加味：利湿清热，缓解痛风好办法

【偏方名】

四妙汤加味。

【食　材】

苍术 15 克，黄檗 15 克，薏苡仁 30 克，川牛膝 15 克，海桐皮 15 克，忍冬藤 15 克，萆薢 20 克，虎杖 20 克，毛慈菇 15 克，豨莶草 15 克，全蝎 5 克，木瓜 20 克，蜈蚣 1 条。

【做　法】

将所有材料放入锅中，用水煎服即可。

【外公问诊记】

舅舅四十多岁时，正值事业高峰，隔三岔五要陪客户吃饭、喝酒，每天都睡得很晚，体重也不断飙升，外公经常劝他注意身体，可舅舅把外公的话当成了耳旁风，口头答应，该出去还是出去，没过半年，舅舅的体重就由 75 千克涨到 90 千克。

一天晚上，舅妈急急忙忙地赶到诊所，惊慌地对外公说："爸，您快回家看看吧，出事了。"外公赶忙带着我赶回家里，看到舅舅坐在床沿上，右脚脚

面又红又肿，他告诉外公，前两天脚就有些疼，但疼得不厉害也就没当回事，今早醒来后连走路都困难了，尤其是大脚趾和脚后跟的疼痛更是难以忍受。

外公刚要伸手摸摸舅舅的脚，舅舅就嚷嚷着："爸，千万别碰，特别疼。"舅舅还说，除了脚疼之外，最近经常烦躁不安，口干口渴，小便发黄，大便干燥。

外公让舅舅张开嘴，他的舌苔黄腻，然后为他号了号脉，脉滑数，初步诊断为痛风。为了确诊，以免耽误治疗，外公让舅妈找来一辆车，带着舅舅到附近的医院做了个检查，化验单的结果显示尿酸达到了 8.67，超出正常水平，的确是痛风。

回到家，外公给他开了清热化湿，宣痹通络的四妙汤加味，组方是苍术 15 克，黄檗 15 克，薏苡仁 30 克，川牛膝 15 克，海桐皮 15 克，忍冬藤 15 克，萆薢 20 克，虎杖 20 克，毛慈菇 15 克，豨莶草 15 克，全蝎 5 克，木瓜 20 克，蜈蚣 1 条，用水煎服，共 5 剂。

5 天之后，舅舅脚部的疼痛症状已经大大减少，可以下床活动了，看到效果，外公让舅舅继续服药 10 天，经过半个月的汤药治疗，舅舅感觉疼痛已经完全消失，到医院又做了一次化验，尿酸下降至 6.5，处在正常值 3.4～7.0 之间。

外公嘱咐舅舅，虽然这次的痛风被治愈了，可如果还像以前那样胡吃海喝，不改善自己的饮食和生活习惯，痛风还是会复发的。舅舅尴尬地点了点头，从那之后，严格规律自己的饮食和生活习惯，痛风再也没有发作过。

【外公说中医】

介绍四妙汤的时候，外公采用的是循序渐进之法。外公说，四妙汤里面的黄檗苦寒，善走下焦，可清除下焦湿热，适合骨节、足膝疼痛而无力者；苍术苦温，燥性最烈，可除身体上下内外之湿，配合川牛膝，既可以补肝肾，强筋骨，又可以活血化瘀，引血下行，利湿通淋，治疗湿热下注证；薏苡仁具有清热利湿、健脾消痹之功，将此四药配伍，清热利湿之功更甚。因此，舅舅在服用四逆汤加味后才能在短短几天效果显著。

外公给我解释了为什么医院一检查尿酸偏高便断定为痛风，尿酸为人体内嘌呤核苷酸分解代谢终产物，说白了就是人体的"垃圾"。 人体可以容纳一定量的尿酸，并且人体每天都会生成、排泄掉一定量的尿酸，一旦尿酸量过多，或者容纳尿酸的组织器官出了问题，无法通过肾脏及时排出体外，尿酸就会进入血液，血液中的尿酸浓度超出正常值后，即为"高尿酸症""尿酸偏高"。

饮酒、饮食高营养化，压力大等都可能导致痛风，而饮食的高营养化以及饮酒为主要因素，长期摄入大量高蛋白、高脂肪、高热量食品，如海鲜、动物内脏、豆类等富含嘌呤的食物，虽然这些食物营养丰富，但却容易诱发高尿酸，再加上一杯杯富含嘌呤的啤酒，体内尿酸值不超标才怪。

外公还强调，高尿酸是不能忽视的，因为长期高尿酸的患者很可能出现慢性肾脏损伤、肾功能下降、肾衰竭、心脑血管病等，所以高尿酸经常会和"三高"一同出现，相互影响。

外公说，除了饮食因素，劳累、压力过大也容易导致高尿酸血症，尤其是久坐办公室、缺乏运动的白领，以及身体机能退化的老年人，如果体内的尿酸不能被排泄出去，久而久之血液中的尿酸含量就升高了。

最后，外公列举了一些能够降低尿酸含量的碱性食物：蔬菜、牛奶、水果、粗粮等，外公说，体内碱的储量丰富，利于降低尿酸，中和尿酸。平时多喝些水，增加排尿量，也可以将体内多余的尿酸排出体外。

» 冰水浓糖浆：有效缓解轻微烫伤，加速伤口愈合

【偏方名】

冰水浓糖浆。

【食　材】

冰水，白糖。

【做　法】

先用冰水冲洗烫伤处，也可以直接将患处浸泡在冰水中半小时左右，直

到疼痛感消失，再取冰水 30 毫升，白糖 50 克调配成浓糖浆，轻轻地涂抹在患处，保持湿润 1 ～ 2 个小时即可。

【外公问诊记】

一天中午，一位三十多岁的女士在丈夫的陪同下来到诊所，一进门我就发现她捂着胳膊，外公赶忙让那位女士坐下，一边查看她的伤势，一边询问缘由。

原来，那位女士中午为老公煲了一锅汤，端汤的时候不小心将汤洒在了胳膊上，热辣辣地疼，家里没有治烫伤的药，就赶紧来诊所了。

外公让我去取冰水和盆，然后将冰水倒在盆子里，让那位女士将自己的胳膊浸泡在冰水之中，没过几分钟，那位女士就说伤口处不像之前那么疼了。

半个小时之后，外公让那位女士把胳膊从冰水里拿出来，然后取出 50 克左右的白糖放入干净的容器中，又倒进 30 毫升左右的冰水，调和成浓糖浆，之后取出棉签，将糖浆轻轻地涂抹在那位女士的患处，用纱布固定好。并嘱咐那位女士回家之后按照上述方法隔几个小时换一次药。

那位女士对于外公的治疗方法不太放心，赶忙问道："这样治烫伤会不会留疤啊？"外公笑着说："您的烫伤比较轻微，应该不会留下疤痕。实际上，会不会留疤和治疗之间并无直接关系。普通的烫伤并不会损害真皮细胞，损伤的是表皮细胞，只有在真皮细胞受损时才容易留下疤痕。"

听完外公的叙述，那位女士松了一口气，并且留了诊所的电话，以便有不时之需。第三天，那位女士打电话向外公道谢，说自己的烫伤已经基本痊愈了。

【外公说中医】

外公说，这种冷疗法早就被发现了，通过冰水刺激，能够收缩伤口处的血管，降低该处的组织代谢，进而抑制炎症的发生，减轻浮肿。此外，降低皮肤温度可以让感觉器官变得麻木，进而达到迅速止痛的目的。

外公解释说，冷疗之后敷浓糖浆，为的是促进伤口愈合，防止伤口感染。

因为浓糖浆的浓度很高，细菌遇到浓糖浆后会迅速脱水死亡。此外，浓糖浆之中糖分含量很高，可以促进组织修复、生长，为损伤组织提供充足的营养，以加速伤口愈合。

外公强调，这种方法虽然简单有效，可以处理家庭中发生的小烫伤，但并不适合重度烫伤患者，重度烫伤要及时到医院就诊。皮肤烫伤之后要第一时间进行冷却、散热，而不是寻找药膏，家中没有冰水，可以用现打的冷水代替或直接用自来水冲洗，以带走局部热量，进而达到降温的目的。

最后，外公提醒烫伤患者，即便是小烫伤也不能不了了之，不做处理，很可能会由于烫伤之后受空气、细菌等感染加重症状，出现水疱、脓肿等，此时再治疗可就不是用浓糖水那么简单了，及时处理才能避免感染、留疤。

》　手指交叉操：关节液循环保软骨，手指关节不再疼

【偏方一】

手指交叉操。

【部　位】

双手手指。

【做　法】

将双手十指自然张开，之后交叉相对插到对面手的指缝里面，重复做手指屈伸活动，每次做 30 下以上，直到手指感觉发热即可。

【偏方二】

手指熏蒸法。

【器　具】

一大杯开水。

【做　法】

倒满一大杯开水，将双手手指靠近杯口，这样一来，水蒸气就能够充分熏蒸手指关节。

【外公问诊记】

有一次，一位中年妇女来诊所看病，据她所说，从前几天开始，手指关节就有些疼痛，最开始她也没当回事，想着过几天应该就好了。可没想到这两天关节都肿了起来，疼得更厉害了，连拿刀切菜的力气都没有了，吃了几片消炎药不见效果，就急忙来到外公的诊所了。

外公让她伸出双手，双手骨节严重变形，肿胀应该是最近发生的，又给她进行了抽血检查，发现并不是类风湿性关节炎，了解到她经常洗衣做饭，刷锅洗碗，心中便有了数，应该是手指长期与冷水接触，使得关节液循环受阻，关节软骨得不到充分的营养引发的退化、损伤、发炎。

既然是关节过度劳累、受冷刺激而导致的循环受阻，外公告诉她平时少碰冷水，尽量用温热的水做家务，同时注意放松关节，也就是说多休息。

中年妇女告诉外公，温水家务还能做到，可家里老的老，小的小，不做家务活是不可能的。外公便给她推荐了一个可以在业余时间活动关节的手指交叉操，具体做法为：将双手十指自然张开，之后交叉相对插到对面手的指缝里面，重复做手指屈伸活动，每次做 30 下以上，直到手指感觉发热即可。

还有一种方法叫手指熏蒸法，具体操作为：倒满一大杯开水，将双手手指靠近杯口，这样一来，水蒸气就能够充分熏蒸手指关节。

中年妇女回到家中，按照外公的嘱咐将两种方法结合在一起，每次做手指交叉操的时候都会在双手边上准备一大杯热水，连续做半年之后，手指关节疼痛再也没有犯过。

【外公说中医】

外公说，采用手指交叉操治疗关节疼痛是有科学依据的。退行性关节炎为关节腔中关节软骨损伤引发的炎症，其病根在关节软骨，想从根本上将其治愈，就要从保护关节软骨入手。关节软骨上没有血管，依靠关节腔中的关节液为软骨提供营养，关节反复活动可以让关节液有效循环，不断地为关节提供营养物质，同时带走软骨代谢废物，这样一来，软骨代谢就会逐渐变好，手指关节也就受到了保护。

外公解释说，手指熏蒸法可促进关节液流动，局部新陈代谢，进而保护关节软组织，关节疼痛自然就消失了。那位妇女将两种方法结合在一起，疗效加倍。之所以没有为这位妇女介绍辣椒水、花椒水泡洗等常规方法，是因为这些方法虽见效快，但需"养疗"，像这位女士每天都要用双手做大量家务，关节痛很容易复发。而用手指交叉操和手指熏蒸法两种方法，能够从根本上解决关节疼痛的问题。

最后，外公强调，上述方法并非适合所有的关节痛患者，如果患者在进行血检之后发现自己所患的是类风湿性关节炎，还应在医生的指导下选择良方，以免耽误病情。

» 桑枝酒：清热除湿通经络，瘫痪病人不用愁

【偏方名】

桑枝酒。

【食　材】

炒桑枝100克，当归、菊花、五加皮各60克，苍术、地龙、夜交藤各30克，川牛膝25克，丝瓜络15克，木瓜12克，木通、炮附片各10克，黄酒5000克。

【做　法】

将各种药材放入5000克黄酒中，密封浸泡10天后，将药渣取出，焙干，研为细末，装入胶囊，每粒0.3克，每次3粒，每日3次，用桑枝酒15～20毫升送服。

【外公问诊记】

外公诊所里面的很多中草药都是自己亲自上山采摘、炮制的，而且外公非常享受采药的过程，饱览满山苍郁，而且很多野生的药材功效要更好些。

上山采药的过程中，外公认识了很多山民，他们淳朴、热情，常常会邀外公在家中小坐，烹饪一些家乡特有的野菜，别有一番风味。

有一次，外公带着我去平谷，由于路程较远，一天返不回去，就住在了一户山民家中。吃饭的时候，主人在外屋给我和外公放了一张小桌，上面是自己烹饪的山野菜肴，以及一坛泡着各种中草药的酒，酒香扑鼻。

外公好喝两口，便拿起酒坛倒了一盅酒。男主人陪我们坐在桌上，女主人却将一份饭菜端到了里屋，外公好奇地问道："家里还有别人吗？怎么不出来一起吃饭啊？"

男主人回答道："家中有一老母，上个月不知怎么的突然半身瘫痪，下不了地了。"外公问道："没有请大夫过来看看吗？"

男主人回答道："请了，大夫看了半天也没看出个名堂，我母亲年纪大了，到城里看病还要下山，路途遥远，折腾不起啊。"

外公听罢，放下手中的筷子，走进里屋，只见老人家坐在床上，上肢灵活，下肢却动弹不得。外公与老人闲谈了几句，发现老人的思维还是非常清晰的，饭量也不错，还喝了一两白酒。外公伸手捏了捏老人的腿，非常僵硬，撩开衣服一看，颜色也与正常肤色相异，偏白，外公便转身对男主人说："也许我可以治老人家的病。"

男主人激动地说："怎么个治法，您快说说。"外公说："老人家会饮酒，我就给你开个药酒方：取炒桑枝 100 克，当归、菊花、五加皮各 60 克，苍术、地龙、夜交藤各 30 克，川牛膝 25 克，丝瓜络 15 克，木瓜 12 克，木通、炮附片各 10 克，配黄酒 5000 克，密封浸泡 10 天后，将药渣取出，焙干研为细末，装入胶囊，每粒 0.3 克，每次 3 粒，每日 3 次，用桑枝酒 15～20 毫升送服。两个月为 1 个疗程，以微醉为度，上半身瘫痪饭后服，下半身瘫痪饭前服。"

半年之后，我们再次到平谷山中采药，顺便到那位山民家回访，看到老人家已经可以正常下地走路了，虽然行动还有些不便，但至少可以自理。

【外公说中医】

　　说到桑枝酒，外公还给我讲了这样一个故事：1959 年，时任中国社会科学院院长的郭沫若右侧肢体活动不利，给日常生活、工作都带来了不便，有人向郭老推荐了中国中医研究院特约研究员、著名医学家郑卓人老先生。郭老一听此人医术高超，欣然同意了。

　　郑老来到郭家，为郭老进行了详细的诊断，得知郭老事务繁忙，没有时间煎服中药，就对郭老说："我在民间搜集了一个验方，叫桑枝酒，经二十多年临床验证，发现此方医治半身不遂的效果非常好，可否一试？"郭老听完之后，请郑老开处方，郑老将桑枝酒的配伍、制法、服法告诉了郭老。郭老按处方配制了桑枝酒，连服 3 个月后，肢体活动自如。

　　外公解释道，桑枝酒的神奇功效和其中的药物性味有着密切的关系。在该方剂中，除了酒外，用得最多的就是桑枝。桑枝药微苦，性平，归肝经，具有较强的抗炎活性，能够提高人体淋巴细胞的转化率，增强自身免疫力。桑枝还能够祛风湿、利关节、治水肿、治白癜风、治皮疹、瘙痒、生津液、治消渴。

　　而方剂中的桑枝、五加皮、苍术、木瓜、川牛膝、丝瓜络、木通、地龙可祛风、散寒、利湿、通络；当归可养血；菊花清脑明目；夜交藤可养血通络；炮附子可温阳补肾，通达十二经脉。通过炮制的过程，既能够饮酒，又能够服药，充分发挥出药效。表面上此酒与普通药酒无异，实际上效果非常好。

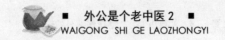

» 失笑散：通血利脉，背疼一去不复返

【偏方一】

失笑散。

【食　材】

蒲黄、五灵脂各 10 克。

【做　法】

取五灵脂和蒲黄各 10 克，磨成末状，然后放入 50 毫升酽醋中熬成膏状，再加入 300 毫升水，用小火慢慢熬至 150 毫升，每天早晚服用。

【偏方二】

背部按摩。

【穴　位】

夹脊穴。

【做　法】

用大拇指指端沿着脊柱两侧夹脊穴自上而下点揉，按摩次数根据患者感觉而定。

【外公问诊记】

曾经，有位年近七十岁的老人家在女儿的陪同下到诊所问诊，她的女儿告诉外公，自己的母亲最近几年经常背部不知名地疼痛，到了冬天，还出现了背部发凉症状。

老人家说为了缓解背部疼痛，吃过很多止痛药，止痛膏药也用过，但效果都不是很好。女儿一有空就会用小木槌帮老人捶背，效果还不错。

外公伸手摸了摸老人的背，背部僵硬，肌肉缺少活力，为她诊脉之后，外公断定老人是因为背部经络不通、气血不畅才出现背部疼痛的。于是为她开了一疗程失笑散，同时嘱咐老人的女儿继续为她做背部按摩。

具体按摩方法为：用大拇指指端沿脊柱两侧夹脊穴自上而下进行点揉，

按摩的次数根据患者感觉而定。夹脊穴位于脊柱两旁0.5～1厘米的地方，它内夹督脉，外临膀胱经。所以，它和各个脏腑背俞穴相邻，脏腑气均要在这个位置输转。督脉为"阳脉之都纲"，总督诸阳。所以，常按夹脊穴不但能够治疗背痛，还可调理脏腑，疏通经脉，可通治阳气失常引发的疾病。

一个月之后，老人的女儿打电话到诊所，说折磨老人多年的背痛消失了，听到这个消息，外公非常高兴。

【外公说中医】

外公说，失笑散由蒲黄、五灵脂碾末而成，1078年被收入宋太医局编纂的《太平惠民和剂局方》。该方剂原本用于治疗瘀血停滞导致的月经不调、小腹急痛、痛经、心腹疼痛等症。

外公说，该方剂中的五灵脂可是个值得一提的药材，因为此药为哺乳纲、鼯鼠科动物复齿鼯鼠，俗称"寒号鸟"的粪便。鼯鼠之所以名为"寒号鸟"，是因为夏季时它的羽毛丰盈，冬季时羽毛却掉光了，昼夜鸣叫，因此得名"寒号鸟"。李时珍是这样解释五灵脂得名的："其粪名五灵脂者，谓状如凝脂而受五行之气也"。鼯鼠白天躲在窝中睡觉，清晨或夜间出洞觅食，善攀缘、滑翔。很多人在采五灵脂或其他药材时，常常因被鼯鼠咬断绳索丧命，因此，采药人会将绳索染成红色迷吓它们。

外公解释说，失笑散中的五灵脂性味甘温，无毒，入肝经，可疏通血脉，散瘀止痛；蒲黄属香蒲科植物，具有止血、化瘀、通淋之功效。将此二药结合在一起，能够散瘀止痛，为治疗血瘀作痛之常用方剂。

那位老人出现的背部不知名疼痛是中老年常见病，尤其对于年纪大的人来说，这种疼痛不但会影响到正常的睡眠，甚至会影响到日常生活。此病多由气血失调而发。

外公说，中医上有一不变理论："通则不痛，痛则不通。"也是此病的最佳解释，失笑散可活血、止血，祛瘀止痛，推陈致新，因此，老人服药之后背部疼痛很快就消失了。

我问外公，为何为此药取名"失笑散"？外公猜测说，可能是患者在忍受难以名状疼痛的时候愁眉不展，服药过后疼痛消失，疼痛已止，则病人由苦颜转笑颜。

最后，外公提出了服用此药的注意事项，失笑散虽药性平和，但也要注意不可滥用，孕妇、血虚证无瘀血者禁用。血瘀证患者使用失笑散的用量过大，或时间过久，都有可能导致贫血等问题。

» 牵正散：让"移位"的五官"复位"

【偏方名】

牵正散。

【食 材】

白附子，白僵蚕，全蝎。

【做 法】

白附子、白僵蚕、全蝎各等分，研成细末，每次取 3～5 克煎汁后服用即可。

【外公问诊记】

记得小时候，有一次舅妈的母亲来家中闲住，正值夏季，天气炎热，舅妈晚上就开了窗户睡觉，第二天早上醒来却发现老人的五官扭曲了，半边脸都没了知觉。舅妈赶忙让外公给老人家看看是怎么回事。而老人却摆了摆手说："没事，过几天就好了，不过是受了点小风寒。"

外公摇了摇头，告诉老人家，这可不是什么小事，治疗不及时或治得不彻底很容易落下后遗症。老人一听外公这话，也不敢轻视，急忙问外公怎么治。外公说办法是有，但是要看看这种症状是因什么引起的。外公知道老人家身体一向安康，仔细把了脉后，确定老人出现的只是普通的口歪眼斜。于是外公为她熬了牵正散，连续服药一个星期之后，老人家口歪眼斜的症状消失了。

外公嘱咐老人家要好好休息，做好防风保暖工作，以免再度受到风寒。外公还让舅妈尽量缩短开电风扇和空调的时间，没事就让老人家出去走走，或是待在无风的室内。此外，还让舅妈对老人受风寒侵袭的部位进行热敷，提醒老人多饮水。

那段时间，舅妈家里的饮食非常清淡，辛辣等刺激性食物被端下了餐桌。外公还告诉老人家，住女儿家应当每天都开开心心的，什么活都不要做，没事看看电视，扭扭秧歌，心情舒畅对口歪眼斜的恢复非常有帮助。

【外公说中医】

外公说，口歪眼斜的发生并非偶然，冬至过后，很多人清晨起床后突然发现自己的眼睛闭不上了，面部变得松弛，口歪眼斜，甚至不自觉流口水，眉毛抬起来也非常困难，眼泪也会不自觉地流出，而后疼痛难忍。实际上，口歪眼斜主要是由于寒风吹在面部，面部经络气血瘀滞，神经由于缺血变得麻痹，而神经支配着面部表情肌肉功能，肌肉功能出现障碍，口歪眼斜也就出现了。从中医的角度来讲，口歪眼斜主要由过劳、紧张、抑郁等因素引发人体中正气不足、脉络空虚、卫外不固，寒邪趁机侵入，导致面部气血痹阻、脉络失养，肌肉变得松弛，受对侧的牵拉，变得歪斜。

外公解释说，牵正散由白附子、白僵蚕、全蝎组成。方剂之中的白附子具有散头面之风的功效；僵蚕具有化风痰、祛络中之风的功效；全蝎具有熄风镇痉、长于止掣的功效，将此三味药配伍，散风的功效会更好。如果患者会饮酒，也可配合热酒调服，有行气经络之功，就可以迅速治愈口歪眼斜了。

外公讲，这三味药都是活血化瘀之品，和"治风先活血，血行风自灭"的理论相配合。

外公提醒说，有些人在看到自己口歪眼斜之后，着手服用大量补气养血药物，结果面部器官不但没有恢复正常，反而变得更加扭曲，使得邪气壅滞而不得散，出现了终生面瘫的悲剧。在治疗口歪眼斜的过程中，要明白正与邪的关系，因为只有这样，才可对症下药，从根本上治愈病邪。

外公强调，普通的口歪眼斜具有自愈性，身体素质好的患者通常不经治

疗也可痊愈，但对于多数患者来讲，还是应当及时治疗的，否则很可能落下
后遗症，疾病的治愈时间和程度是因人而异的，不能看到别人不治自愈自己
也妄加推断。此类症状还应以预防为主，平日里多锻炼身体，规范自己的生
活和饮食习惯，以增强身体素质，外邪入侵时就可以通过自身抵抗力将其抵
御在外了。

» 独活寄生汤：舒筋活血，治疗腰膝疼痛的良方

【偏方名】

独活寄生汤。

【食 材】

独活45克，桑寄生30克，杜仲30克，川断15克，牛膝15克，桂枝15克，
秦艽12克，细辛10克，防风10克，党参15克，茯苓15克，白术12克，
炙甘草10克，当归10克，川芎10克，赤芍15克，生地15克，石斛15克，
密蒙花12克，夏枯草15克。

【做 法】

将所有药材放入锅中，用水煎服即可。

【外公问诊记】

我的语文老师姓张，是位年近六十的和蔼女性，她知识渊博，我非常喜
欢听她讲课，我毕业之后她就退休了。

一天，我正在翻阅外公的医书，张老师的爱人急匆匆地走了进来，说张
老师这两天腰疼得厉害，卧床不起了，请外公去他家一趟。我和外公赶忙放
下手中的活，随张老师的爱人去了张老师家。

来到张老师的家中，我看到张老师正躺在床上，看到我们走进来想起身

却没能起来。我看到她面色发暗，张老师说这几天腰疼得厉害，贴了几帖膏药也不见好，眼睛上火，干痛。外公让她张开嘴，她的舌苔白腻，然后为她把了把脉，脉寸浮滑、关尺沉细。

外公问张老师胃口如何，张老师说胃口不是很好；又问她大小便怎么样，她说小便略黄热，大便没有异常。

张老师的爱人从抽屉里拿出了一张从医院拍的片子，片子上明显可以看出是腰椎增生，根据张老师叙述的情况，外公诊断她是寒湿浸着，经络痹阻，郁久化热，灼伤肝肾所致，于是给她开了 5 剂独活寄生汤，其构成药材为：独活 45 克，桑寄生 30 克，杜仲 30 克，川断 15 克，牛膝 15 克，桂枝 15 克，秦艽 12 克，细辛 10 克，防风 10 克，党参 15 克，茯苓 15 克，白术 12 克，炙甘草 10 克，当归 10 克，川芎 10 克，赤芍 15 克，生地 15 克，石斛 15 克，密蒙花 12 克，夏枯草 15 克，用水煎服。

5 天之后，张老师的爱人又来到外公的诊所，他说张老师的腰已经好多了，能够下床走动了。外公又开了 10 剂独活寄生汤，在之前为她开的方剂的基础上减掉了密蒙花、夏枯草，加豨莶草、鹿含草各 30 克。

从那次服药之后，张老师的腰疼病就被治好了，至今未曾复发过。

【外公说中医】

外公说，独活寄生汤出自药王孙思邈的《千金要方》，为治疗风湿腰背疼痛的名方。其原方构成药材为：独活 150 克，桑寄生、杜仲、牛膝、细辛、秦艽、茯苓、桂心、防风、川芎、地黄、人参、当归、甘草、白芍各 100 克。孙思邈还在方剂后面标注了其功效："夫腰背痛者，皆由肾气虚弱，卧冷湿地当风得之。不时速治，喜流入脚膝为偏枯、冷痹、缓弱疼重，或腰痛、挛脚重痹，宜急服此方。"

我当时不明白这段话的意思，外公解释道，这段话就是说，导致腰背疼痛的原因主要包括两个，一个是肾气虚弱，另一个是风寒湿冷。

孙思邈针对这两个症状，研制出了独活寄生汤，该方剂之中的桑寄生、杜仲、牛膝可补养肝肾；四物、四君（无白术）可益气养血；羌活、独活、秦艽、细辛、防风、桂枝可祛风散寒胜湿。攻补并用，虚就能受补，邪气即可被祛除，补过之后不会留下邪气，攻击的过程也不会伤及正气，避免了单纯使用祛风湿药物损伤气血。

外公说，这个方子针对的就是风寒湿痹症，也就是风湿、类风湿。该方剂可治疗风寒湿热，其主要症状为：肝肾不足，气血亏虚，表现为腰腿疼痛、膝关节、肘关节、小关节、手脚会疼痛麻木，发冷，怕冷，越冷越疼，遇暖疼痛缓解。此方还可治疗肝肾不足，表现症状为腰膝酸软，夜尿多；气血不足，表现症状为体倦乏力，身体瘦弱，脉象细弱，舌淡苔白，心悸气短。

外公强调，虽然这个方剂功效广泛，有些患者了解到该方疗效后自行购买该药，用药后觉得没什么效果，然后拿着方子问外公怎么回事，外公就会告诉他们独活的用量太少了，独活可助表，偏走足少阴肾经，治下焦风湿，在方剂之中起着非常重要的作用。

最后，外公提出，此方也有一定的副作用——对胃肠的刺激性较强，强调最好饭后一两个小时再服药。

» 芍药甘草汤加味：帮助老人"去拐杖"

【偏方名】

芍药甘草汤加味。

【食 材】

白芍 20 克，甘草 20 克，伸筋草 10 克，木瓜 10 克，炮附子 10 克，苏梗 6 克。

【做 法】

将所有材料用水煎服或代茶饮均可。

【外公问诊记】

几年前的一个冬季，一位六十岁左右的老太太拄着拐杖来到诊所，老人家的年纪虽然不算高，但走路已经是一步化三步的模样了。

外公让我扶着老人家坐下，然后仔细询问老人的病情。原来，最近几年，老人不知为什么腿脚突然行走困难，只得依靠拐杖，到处抓药也不见效，中西药都吃了不少。后来老人的儿子听人说通过按摩能够治疗腿疾，便带着老人去做按摩，可按摩的费用很高，老人去了几次后就说什么也不肯去了，之后经人推荐来到了外公的诊所。

外公摸了摸老人腿部的肌肉，发现和正常人的肌肉不同，绷得很紧，外公发现，老人的腿疾已经很久了，而且此病因受寒所致。老人还说，自己最近的心情很差，看什么都不太顺眼，经常摔东西砸碗不吃饭，生气过后又会觉得其实没什么可气的。

外公听完老人的叙述，给她开了白芍 30 克，炙甘草 10 克，筋草 10 克，木瓜 10 克，炮附子 10 克，苏梗 6 克，共 6 剂，让她先看看效果。

6 天之后，一位中年男子来到诊所，说是老人的儿子，连连称赞外公医术高明。原来，老人家回去服过 6 天的中药之后，不但腿部症状缓解了很多，老人的心情也变好了，只不过走路仍然不是很利索。

外公又为老人开了两个月的甘草汤，等到这两个月的药都服完后，老人的腿部疾病就被彻底治愈了。外公说，老人家体内的寒气太重，因此要通过长期治疗才能见效，服用芍药甘草汤加味这个名副其实的"去杖汤"正可谓是对症下药。

【外公说中医】

外公说，很多老人到了冬季都会出现腿脚抽搐，主要诱因为：腓肠肌抽搐导致的，血管在降温过程中大幅度收缩；肌肉疲劳引发小腿抽筋。芍药甘草汤加味具有松弛、舒缓之功，针对酸痛紧绷、情绪紧张、脉弦等中医上所说的肝郁气滞，都能够通过服用此方剂缓解。

外公提醒，小腿抽筋的时候，脚掌要尽量向上翘，可以改善不适。也可以用双手拍击、拿捏小腿肌肉，按压小腿附近穴位，如足三里穴、阳陵泉穴，皆可降低腿部退化，治疗小腿抽筋。

外公讲，筋骨和养生、健康之间的关系非常密切。中国有句古话"外练筋骨皮，内练一口气"，武艺高强之人断了手筋脚筋就成了废人，由此可见，筋骨对于一个人来说是非常重要的。

外公解释说，芍药甘草汤出自张仲景的《伤寒论》，方剂的构成非常简单：白芍20克，甘草20克，用水煎服或代茶饮均可。方剂之中的芍药性酸，酸入肝，肝处在将军之位，主谋虑，益阴和营；甘草性甘，归十二经，具有解毒、祛痰、止痛、解痉、抗癌等功效。从中医角度来说，甘草具有补脾益气，滋咳润肺，缓急解毒，调和诸药的功效。

把入十二经的甘草和入筋骨的芍药联合使用，酸甘化阴，阴复则筋得养，脚挛自解。芍药和甘草里面均有镇静、镇痛、解热、抗炎、松弛平滑肌的成分。所以，此方具有柔肝舒筋，缓急止痛，敛津液，养阴血之功。

外公还提到，《朱氏集验方》里面将芍药甘草汤称作"去杖汤"，原因是服用此方之后腿部疼痛便可减轻，能够丢掉拐杖。

最后，外公强调，在芍药甘草汤里面添加伸筋草和木瓜能够在一定程度上舒筋活络、缓急止痛，能够很好地治疗腓肠肌痉挛；添加炮附子，可治疗腿脚受凉；添加苏梗能够在一定程度上缓解老人情绪。

》　捏一捏，拍一拍：简单轻松瘦脸

【偏方一】

捏肉法。

【部　位】

面部肉多处。

【做　法】

选择面部肉多处，之后用拇指和食指揉捏，反复拉起、放下面部赘肉，每次拉 50 下，每天做 1～2 次即可。

【偏方二】

轻拍法。

【部　位】

面部肉多处。

【做　法】

选择脸上肉多的地方拍击，每次拍 50 下，注意，拍击力度应适宜，以出现轻微疼痛感为宜。每天拍 1～2 次，拍到面色发红即可。

【外公问诊记】

记得有一年冬天，一位三十岁左右的女士带着一个小孩儿来到诊所，那位女士说，外面下了大雪，怕孩子被冻感冒了，想在诊所里坐一会儿。

外公赶忙将母子二人让进来。闲聊之中，外公得知这位女士已经四十岁了，可看上去很年轻，身材窈窕，就是脸上的肉有些多。

那位女士说，自己年轻的时候忙于事业，直到三十七岁才生小孩，生过孩子之后，足足胖了二十五斤，脸上和身上长出了很多赘肉。之后她为自己制订了一系列的减肥计划，功夫不负有心人，果然变回了原来的窈窕身材，可却面临着"大脸"的尴尬。她想过去整形或打瘦脸针，但这些过程风险很大，费用又高，万一有差池可就毁容了。她曾看到过很多瘦脸的化妆品的广告，用过之后均不见效果，慢慢地也就放弃了。

外公听到这儿，笑着说："其实，这也不是什么难事，我教你两个简单的瘦脸方法，回去之后你不妨试试。"她一听，赶忙问外公是什么方法。

1. 捏肉法。

选择面部肉多处，之后用拇指和食指揉捏，反复拉起、放下面部赘肉，每次拉 50 下，每天做 1 ～ 2 次即可。注意，捏拉时，力度应适宜，不能过大，以皮肤微红，伴随轻微疼痛即可。

2. 轻拍法。

选择脸上肉多的地方拍击，每次拍 50 下，注意，拍击力度应适宜，以出现轻微疼痛感为宜。每天拍 1 ～ 2 次，拍到面色发红即可。

【外公说中医】

我问外公，为什么通过拍击、捏肉的方法就可以祛除面部脂肪呢？外公解释说，通过拍击或捏打，面部皮下细胞会受损，之后人体的自我修复机制就会被激活，整个过程中需要在能量的作用下才能进行，这个时候，与受损细胞邻近的脂肪就会被燃烧，进而达到瘦脸的目的。

外公说，曾经有人问他这种方法会不会损伤面部，影响面容，这样揉捏、拍打，脸会不会更肿胀？当然不会，只要捏肉和拍击的过程力度适宜，面部青紫或肿胀持续的时间就会很短，容颜不但不会受损，面部还会很快瘦下去。

很多女性生完孩子之后都会出现面部臃肿，这并不是什么稀有现象，当然也不用通过手术等"消肿"，坚持对面部进行揉捏、拍击，肿胀自然会消失。

最后，外公提醒，拍脸或捏脸的力度不能过大，否则，真的会损伤容貌。人体的修复机制是有限度的，超过了那个限度，修复机制可能会花费很长的时间去修复面部损伤，这样一来，估计可能要几天不能出门见人了。

» 鱼肝油＋鸡蛋膜＋大蒜膜：你身边的天然创可贴

【偏方一】

鱼肝油。

【食　材】

鱼肝油丸。

【做　法】

按照常规的方法清洁伤口，然后将鱼肝油丸剪破，倒出里面的油液，将油液全部覆盖在伤口上。

【偏方二】

鸡蛋膜。

【食　材】

鸡蛋。

【做　法】

取一个新鲜的鸡蛋膜，将沾有蛋清的一面贴在伤口处。

【偏方三】

大蒜膜。

【食　材】

大蒜。

【做　法】

取一瓣大蒜，剥掉外皮后就会看到一层晶莹剔透的薄膜，小心取下薄膜，之后轻轻地贴在伤口处即可。

【外公问诊记】

舅妈在厨房忙活的时候经常会出一些"小意外"：烫伤手，不小心切到手，又或者不小心磕到金属的柜子上。有时候出现这些小伤口的时候，家中刚好没有创可贴，舅妈只好忍一时疼痛。久而久之，舅妈的手上、胳膊上就出现了一些"白道道"，其实这就是小伤口处理不当留下的疤痕。

外公看到舅妈这么辛苦，就给她找了几个促进伤口愈合的"小偏方"。

1. 鱼肝油。

先按照常规的方法清理伤口之后，取一颗鱼肝油丸，之后将里面的油液倒在伤口上，至完全覆盖伤口即可。

2. 鸡蛋膜。

取一个鸡蛋，清洗干净之后放到白酒中浸泡一会儿，以杀灭蛋壳表面的细菌，然后敲开鸡蛋，慢慢地取下蛋膜，将沾有蛋清的一面轻轻地贴在伤口上，挤掉鸡蛋膜和伤口间的空气，使其贴近伤口。

3. 大蒜膜。

取一瓣大蒜，剥掉外面的干皮，之后我们就能看到一层晶莹剔透的薄膜覆盖在上面，慢慢地取下这层膜，将贴近大蒜的一侧轻轻地贴到处理好的患处。

舅妈将外公教给她的这三种方法应用到实际生活中，效果非常好，不但伤口及时愈合，并且基本上不会留下疤痕。舅妈还把这些方法推荐给了和她一起上班的同事们。记得有一次，舅妈的朋友来家里做客，手臂不小心被水果刀划了一道小口子，舅妈赶忙为那位阿姨贴上了大蒜膜，当时那个阿姨还有些迷茫，过了一会儿，伤口的血止住了，没过两天，伤口就愈合了。

【外公说中医】

外公给我解释了这其中的缘由。鱼肝油，普通人可能只认为它是一种营养品，可实际上，它还是一层天然的保护膜。将它覆盖在伤口之上，就可以起到类似于创可贴那样的保护作用，并且，鱼肝油富含维生素，可以为伤口局部细胞提供营养物质，进而促进组织的修复、生长，而这一功效是创可贴所不具备的。

鸡蛋膜实际上就是个生物半透膜，同样有类似于创可贴的保护作用，此外，刚取下来的鸡蛋膜上沾有蛋清，蛋清富含溶菌酶，具有杀菌之功，同样，鸡蛋清里面的营养物质也是可以促进组织生长、愈合的。

大蒜膜的作用和鸡蛋膜相似，用靠近大蒜一面去贴伤口，是因为这一面大蒜素的含量较高，具有杀菌消毒之功，可以防止伤口感染。

外公强调，这三种方法虽然简单，却非常实用，在我们身边没有创可贴的情况下受到创伤，可以充分利用身边的食材为自己"疗伤"。甚至有些时候，创可贴的功效还比不上这些"偏方"，因为多数创可贴的透气性并不怎么好，在炎热的夏季，伤口很可能被创可贴"捂烂"，再处理可就不是一两天能好的了。

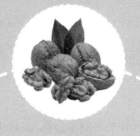
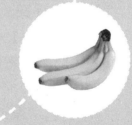

第三章

五官科小偏方，笑口常开无烦恼

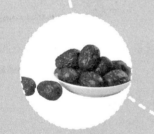
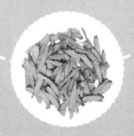
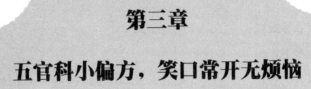

» 黄连泡水喝：向口臭说不，提升你的自信与人缘

【偏方一】

黄连泡水。

【食　材】

黄连 5 克，开水 100 毫升，白糖 20 克。

【做　法】

取黄连 5 克放到干净的容器中，倒入 100 毫升开水，再加入 20 克白糖，搅拌均匀后分成早、晚两次服用。

【偏方二】

白萝卜汁。

【食　材】

白萝卜。

【做　法】

取新鲜白萝卜，切成丝或片状榨汁，之后调入适量开水饮用，每天喝 2 次，每次 100 毫升左右。

【外公问诊记】

一次，妈妈的同事梁阿姨来到外公的诊所，梁阿姨虽然年近四十，却是个非常胆小的人，平时不怎么爱说话，在公司除了和妈妈要好，几乎不和别的同事说话，来到外公诊所时也显得扭扭捏捏的，外公问她哪里不舒服，她的脸"腾"地就红了，支支吾吾半天才说出问题的所在。

原来，梁阿姨并不是真的不想和同事们说话，而是她的口臭非常严重，曾经被同事中伤过，自那之后便不敢开口了。

据梁阿姨所说，她每天最少刷两次牙，饭后还要漱口、吃口香糖，可这些仍无济于事，口臭像瘟神一样缠着她不放。

外公让梁阿姨张开嘴，发现她的舌苔黄腻。梁阿姨说她经常觉得胃部灼

热，再加上工作压力大，经常处在高度紧张状态，吃不好也睡不好。

了解到她的情况后，外公给她开了黄连泡水。具体做法为：取黄连5克放到干净的容器中，倒入100毫升开水，再加入20克白糖，搅拌均匀后分成早、晚两次服用。

外公还告诉她，这个方剂配合白萝卜汁效果会更好，白萝卜汁的具体做法为：取新鲜白萝卜，切成丝或片状榨汁，之后调入适量开水饮用，每天喝两次，每次100毫升左右。并且嘱咐她在刷牙的时候要连同舌头一起刷。

梁阿姨对外公道谢之后，拿着药方回家了，半个月之后，梁阿姨又来到外公的诊所，这一次已经不见了之前的羞怯，高兴地告诉外公自己的口臭消失了，能够信心十足地与同事们交谈了。

【外公说中医】

外公说，人在高度紧张、饮食无规律的情况下，消化功能也会变差，从中医的角度来说，这种现象被称作气滞、胃热，长时间精神紧张被称作肝郁，肝功能主身体气机，因此，肝郁会导致气滞。

此外，肝属木，脾胃属土，木克土，因此，肝郁则犯胃，使得脾胃不调、脾胃气滞。此外，脾胃消化功能不好，则腐蚀化火，并且长久气滞也会化火，进而形成胃热，胃热熏蒸胃中腐食，腐浊之气上行至口，形成口臭。

治疗此病应当从理气和降火两方面入手，所以外公为她开了黄连泡水，黄连为中药中清胃火之主力，具有非常好的清胃热、泻胃火之功，适用于热性口臭患者。

而喝白萝卜汁主要是为了顺气。外公说，白萝卜可促进胃肠蠕动，其功效之强甚至能够同吗丁啉等胃肠动力药相比，并且，白萝卜性寒，正对胃热之症。

外公说，大多数人出现的口臭与胃部幽门螺杆菌感染有关，此菌会分解肠胃之中滞留的食物，产生大量氨气，等到氨气达到一定浓度时会通过食管、口腔呼出，形成口气。

梁阿姨整天担心别人知道自己有口臭，所以总是胆怯，精神紧张，再加上她胃部有灼热感，饮食无规律，这些症状都预示着她已经患上了慢性胃炎，可以判断她的口臭就是由幽门螺杆菌感染所致。黄连对细菌的杀灭、抑制作用非常强，每天喝上一杯黄连水，通常半个月左右就能够将幽门螺杆菌杀灭，而且能够去根儿。

嘱咐梁阿姨刷舌头是因为舌苔上容易残留食物残渣和细菌，细菌将食物残渣分解之后释放硫化物，进而产生口气。梁阿姨的舌苔厚腻，口臭会因此加重，经常刷舌头实际上是从另一个角度减轻口臭。

》 冰镇可乐：将鼻血迅速止住，避免"血光之灾"

【偏方名】

冰镇可乐。

【食 材】

冰镇可乐。

【做 法】

用手捏住鼻梁上部硬骨两侧凹陷的地方，然后喝上一口冰镇可乐，之后用力将冰镇可乐贴在前额处。

【外公问诊记】

一天，外公正准备带我出去采购中草药，却发现刘叔叔站在院子里，仰面朝天，身上还沾着血渍。我好奇地走到刘叔叔面前问道："刘叔叔，您在干什么啊？"刘叔叔回答道："刚刚睡醒的时候去洗脸，不知怎么地就流了鼻血，怎么止也止不住，就在这仰着头等血止住呢。"

外公笑着摇了摇头，走上前去，用拇指和食指捏住刘叔叔鼻梁上部硬骨两侧凹陷的地方，嘱咐我去冰箱取一瓶冰镇可乐，我将冰镇可乐递到外公手上，只见外公打开瓶盖，让刘叔叔喝了一口，并且对他说："含在嘴里不能咽，要不鼻血就止不住了。"

之后，外公将冰凉的可乐瓶紧紧地贴在刘叔叔的前额，对他进行冷刺激，几分钟之后，刘叔叔的鼻血果然止住了。

鼻血止住后，刘叔叔却揉了揉酸痛的脖子，"咕咚咕咚"地喝起可乐来。外公告诉刘叔叔，流鼻血后最好不要仰头，因为仰头虽然可以止鼻血，但是血液会流入咽喉，甚至食管中，这种做法根本不能算得上是止血，因为流出的血液还是那么多，只不过没有从鼻子流出罢了。

【外公说中医】

外公说，鼻腔出血绝大多数时间发生在鼻子内一个叫立特氏区的部位，孩子这个部位的黏膜比较薄，内含丰富的血管，在秋冬干燥季节，这层薄黏膜上非常容易结痂，此时打个喷嚏都有可能冲破痂，痂的冲破会损伤其下方血管，导致出血。

虽然中年人的立特氏区黏膜已经变厚，但还是有可能在干燥、撞击等刺激下局部黏膜破溃，引发出血，偶尔流鼻血属于正常现象，不用过于担心。但是要注意，如果中年人经常流鼻血，要及时到医院查证，很可能是鼻息肉、鼻癌、血小板减少等症所致。

外公之所以捏住刘叔叔鼻梁上部硬骨两侧凹陷的地方，为的是压迫此位置下的立特氏区，进行压迫止血。

将冰凉的可乐瓶贴在刘叔叔的前额，并且让刘叔叔口含冰饮，为的是进行冷刺激。因为血管在遇到寒冷刺激的时候会收缩，也就是说，立特氏区血管在冷刺激下会收缩，进而达到止血的目的。

外公还说，也可以取一大碗冰水，将小手帕卷成细条状浸泡在冰水之中，最后塞到出血的鼻孔里面，塞得越深越好，目的是压迫出血点，刺激局部血管收缩，同时将整个鼻子浸泡在水中，增强冷刺激。鼻子的出血量过大，可以直接将鼻腔浸泡到冰水之中。

其实，在干燥的季节可以采取一些措施预防流鼻血。倒一碗水，将鼻腔浸泡其中，然后吸气、呼气，将水吸到鼻腔中，也可以直接用手蘸取适量清

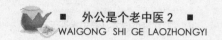

水送入鼻腔之中。鼻腔湿润了，痂就不容易被冲破，自然能够预防流鼻血。

》 简单双手操：缓解眼疲劳，让双眸炯炯有神

【偏方一】

手操。

【部　位】

双手。

【做　法】

静坐，闭上双眼，双手在胸前做十指对压及握拳伸掌动作，重复做几次；双手手指张开，互击指根和虎口；双手握拳，依次按压手心；大拇指依次弹其余四指，重复做几次。

【偏方二】

搓手法。

【部　位】

双手，双眼。

【做　法】

静坐，闭上双眼，充分放松，用力搓双手，等到手心发烫后立即用手掌捂住眼睛，每隔半分钟重复一次，连续做4～5次，按摩的过程中眼球可轻轻转动，促进恢复，之后慢慢睁开双眼向远处眺望，越远越好。

【外公问诊记】

曾经有位四十多岁的男士来外公的诊所看病，他当时患的只是小感冒，外公说无大碍，也没给他开什么药，只是嘱咐他回家之后熬些姜汤喝就可以了。

问诊过后，外面突然下起雨来，那位男士也就留坐在诊所与外公闲谈起

来。与外公聊天的时候，他时不时会眨眼睛，似乎还没睡醒，外公问他是不是觉得眼睛很疲惫，甚至有些睁不开，一提到眼睛，那位男士便来了精神。

据他所说，他是个典型的工作狂，而且一天到晚对着电脑，有时候一天一夜都不睡，常常双眼血丝满布，睁眼困难。

外公说，现代人中像他这种情况的还真是不在少数，由于看电视、读书、用电脑没有距离和时间限制，使得很多上班族、学生都出现了严重的眼疲劳，这种现象属于亚健康的范畴，因此，当代人的眼睛保护工作显得尤为重要。

可是那位男士却说自己每天都有忙不完的工作，摆脱电脑是不可能的。外公笑着摇了摇头，说可以交给他一种非常简单的按摩方法，只要在工作闲暇的时候按摩几分钟就能够缓解眼疲劳，视物更加清晰。

具体操作方法为：眼睛感到疲劳时，先放下手头工作，安静地坐在椅子上，全身放松，慢慢地闭上双眼，然后将双手放在胸前做十指对压、握拳伸掌动作，重复几次；张开双手，互击指根和虎口，之后握拳，依次按压掌心，用其中一手的大拇指依次和另外四指相对用力按压，重复做上几次。他按照外公所教的动作全套做了一次，再次睁开眼时直呼有效。

除了这种方法，外公告诉他如果配合搓手法效果更佳，搓手法的具体操作为：静坐，闭上双眼，全身放松，之后用力揉搓双手，等到双手发烫后用手心捂住眼部，每半分钟做一次，重复做4～5次，操作的过程中，眼球可轻轻转动，促进视力的恢复。

那位男士又将搓手法做了一遍，之后慢慢睁开眼睛，向远处眺望，惊讶地对外公说自己觉得双眼舒服、轻松了很多，整个人也觉得非常放松。

【外公说中医】

外公说，手操之所以可以缓解眼部疲劳，是因为在人的手指和手掌上有很多和眼睛有关的反射区、经络以及穴位，而做手指护眼操能够通过刺激和眼睛对应的反射区来消除眼部疲劳。手部为神经分布的密集区域，通过做手操能够刺激手部神经感受器，使得我们的大脑产生出内啡肽物质。这种物质能够缓解眼部疲劳，放松全身，缓解大脑难受症状，因此，过度用眼、用脑，工作紧张的人都可以通过这种按摩方法放松自己。

外公又说，配合手操的搓手法实际上就是一种热敷的方法，通过搓热双手的手掌来加热眼部，以促进局部血液循环，放松眼部肌肉。在双手用力摩擦的时候会产生静电，用这双产生了静电的手捂住双眼的时候就像通电一般，这就是静电刺激。

外公还说，搓掌之前一定要擦干双手，因为手掌太湿或太细嫩都很难产生静电。摩擦的时候一定要能够感觉到热，否则达不到热敷双眼的目的。

最后，外公强调"坚持"二字的重要性。日常在看书、看报、看电视、玩电脑等用眼的过程中，千万不可以忘记时间，每隔1小时做一次按摩，不但能够缓解眼部疲劳，放松双眼，浑身都会觉得很轻松。

» 野菊花：杀灭细菌，使眼睛不再"红"

【偏方名】
野菊花。

【食　材】
野菊花40克，开水适量。

【做　法】
取野菊花40克放入干净的杯子里，倒入适量开水冲泡5～10分钟，等到水温适宜后清洗患眼至少10分钟，每天清洗2～3次。

【外公问诊记】
一次，一对四十岁左右的夫妇来到诊所，外公问他们谁不舒服，两个人异口同声地说出了"红眼病"三个字，我记得当时来诊所看病的几个人吓得溜出去了。

不知是哪位高人曾流传过这样一句话"只要看红眼病患者一眼就会得上红眼病"，所以无论是今人还是古人，对红眼病都是心存顾忌的。事实上，只要做好个人卫生，揉眼前养成洗手的好习惯，也就不会轻易被传染。

男人说，最开始只是他的妻子得了红眼病，两个人也没当回事，接着男人就被传染上了，本以为涂点消炎的眼药水或眼药膏就能好，却没想到一连涂了几天都没见好转，只好来诊所诊治。

外公看了看两人的眼睛，里面有水样分泌物，量多，但不黏稠。外公说他们所患的红眼病应该是病毒感染所致，因此使用抗炎性眼药水是没有作用的。

之后外公为二人推荐了一个偏方——野菊花。具体做法为：取野菊花40克放入干净的杯子里，倒入适量开水冲泡5～10分钟，等到水温适宜后清洗患眼至少10分钟，水液要尽可能进入眼皮下，让眼睛充分得到野菊花水，每天清洗2～3次。

那对夫妇回家之后就按照外公讲述的方法实施，当晚就觉得眼睛舒服了很多，连续使用此法3天之后，红眼病就彻底被治好了。

【外公说中医】

外公说，红眼病通常为细菌感染所致，遇到此类红眼病时通过涂抹抗生素类眼药水的确有效，但那对夫妇所患的红眼病为病毒感染，因此应当选择抗病毒类眼药水治疗。

外公解释道，用野菊花水洗眼对于细菌和病毒类红眼病均有效果。因为野菊花富含黄酮类物质，具有非常好的抗菌和抗病毒功效。

外公讲道，之所以要清洗患处10分钟以上，为的是让野菊花水在眼睛里保存的时间更长些，同时冲洗局部泌物，更快、更有效地为眼睛消炎消肿，帮助眼睛恢复到健康的状态。

外公强调，红眼病的传染性很强，因此在确定自己患上红眼病之后，一定要及时治疗，与家人保持一定的距离，切莫同家人共用毛巾、洗脸盆等，并且注意做好眼部的卫生，以免加重病情。处理好眼部卫生之后，要及时对双手进行清洗、消毒，以免交叉感染。

最后，外公提醒，红眼病患者在接受治疗的过程中应当注意忌口，忌食葱、姜、蒜、辣椒、羊肉等辛辣、热性刺激食物，尽量避免吃带鱼、虾、蟹等腥发类食物。尽量以清热食物为主，可以熬些荷叶粥吃，清除热邪，疾病也就更容易好起来。

» 老花镜：看书看报玩电脑，勤戴也能治近视

【偏方名】

老花镜。

【器　具】

300 度老花镜。

【做　法】

用眼的过程中戴上 300 度老花镜。

【外公问诊记】

一次，舅舅的朋友来家里吃饭，提起了近视眼的问题。那位叔叔是文秘专业毕业，人长得很清瘦，虽然已经三十五岁，可乍一看像二十多岁。

由于文秘工作每天要面对大量文件，帮老板拟稿，长期对着电脑和纸张性文字，使得这位叔叔的近视度数不断飙升，眼镜都换了好几副，久而久之，他就有些担心了，现在三四百度还好，等到以后增长至七八百度，甚至上千度，摘掉眼镜和盲人无异。

外公听到此，对他说，平时注意让眼睛休息一下，没事做做眼保健操能够很好地保护眼睛。可那位叔叔却说，自己虽然知道做眼保健操有效，但却经常因为工作太过投入而忘记时间，还有的时候工作过后筋疲力尽，懒得伸手做了。

听到这儿，外公又提出了一个方法，这是个懒方法，非常适合这位叔叔。外公让他去买一副 300 度老花镜，每次工作或看书的时候都戴着它。

　　那位叔叔对外公提出的这个方法非常感兴趣，回家之后就买了副老花镜，工作的时候就戴上它，之前戴着近视眼镜工作没多久就会觉得眼睛疲惫，而现在戴几个小时老花镜盯着电脑都不觉得累，连续实施这种方法半年之后，近视眼的度数竟然降了50度，他非常开心。到现在还坚持用这种方法。

【外公说中医】

　　外公说，正常情况下，人在看书、看报、看电脑的时候与人眼的距离约为0.33米（1尺），想看清物体，眼睛的睫状肌要进行收缩，使得眼球产生一定的调节度才可以。长时间在一个距离盯着这个东西，就意味着睫状体要一直收缩下去，久而久之，睫状体会出现紧张痉挛，形成假性近视。时间更久的话，就成了真性近视。

　　外公说，近视的程度越来越深，就是因为眼睛睫状体的痉挛程度更大所致。如果因为工作的原因而不能让眼睛及时得到休息，使得睫状肌不能充分放松，戴老花镜是最简单而有效的方法。

　　外公告诉我，戴上一副300度的老花镜相当于让眼睛体验300度的调节，这样一来，睫状肌就不用再进行收缩了。这种方法在医学界被称作雾视疗法，就是说戴上老花镜之后，看远方时会觉得如看迷雾一般，医学调查结果显示，采用这种雾视疗法的人视力呈提高趋势。

　　外公还强调，这种方法对于假性近视的人疗效较明显，而真性近视的患者眼睫状体已经定型，恢复起来比较困难，需要通过手术才能得到矫正。假性近视的患者在采用这种方法的时候一定要持之以恒，坚持不懈，假性近视的患者睫状肌痉挛，坚持使用这种方法，就能够充分放松睫状体，近视度数自然能够降低。

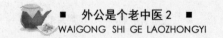
» 苦瓜：快速缓解眼部灼伤剧痛

【偏方名】

苦瓜。

【食　材】

苦瓜霜。

【做　法】

取未成熟的鲜苦瓜，切开，掏出瓜瓤，之后灌满芒硝，将其对合，两端用线扎紧，悬挂在通风的地方，等到苦瓜出现白色芽霜的时候，就可以刮入瓶子里面，密封储藏，备用。

【外公问诊记】

记得有一年，附近化工厂的几位阿姨搀扶着一位双眼紧闭的阿姨进了诊所，原来，被搀扶的那位阿姨在工作的过程中，不小心被盐酸烧伤了眼睛和脸部，其他几位阿姨非常焦急，而那位被烧伤的阿姨泪流不止。

外公赶忙让那位受伤的阿姨坐在椅子上，问她现在的视物能力，那位阿姨说自己已经看不清东西了，仅仅能够感受到周围有亮光。外公让我拿来苦瓜霜敷到她脸上受伤的地方，并且嘱咐她回家之后每隔半小时要换洗一次。敷过苦瓜霜之后，那位眼睛被灼伤的阿姨告诉外公疼痛已经减轻了很多。

等到第二天那位阿姨再来诊所的时候，外公将四环素药膏涂在了她的眼睑上面，以免她的眼睑处的肌肉粘连，同时让她服下黄连解毒汤。

那位阿姨按照外公上述的方法持续治疗了24天之后，她的双眼又能够看到光明了，视物能力恢复至正常，还特地到外公的诊所里道谢。

外公嘱咐她，日后工作时一定要小心，幸好这次伤得不是很严重，否则很可能导致失明，后果将不堪设想，那位阿姨连连点头。

【外公说中医】

外公所使用的苦瓜霜的制作方法为：取未成熟的鲜苦瓜，切开，掏出瓜瓤，之后灌满芒硝，将其对合，两端用线扎紧，悬挂在通风的地方，等到苦瓜出现白色芽霜的时候，就可以刮入瓶子里面，密封储藏，备用。

外公说，苦瓜霜具有解毒、泻火的功效，能够治疗眼部烧伤，对于酸、碱、化学烧伤，水烫伤等都有非常好的治疗效果，制作方法也很简便，在家中就可制备。外敷会产生清凉之感，容易被患者接受，用苦瓜霜治疗此类病变的效果是非常好的，并且不会出现任何不良反应。

外公强调，该方法适用于被灼伤时间较短，伤势并不是太严重的患者。若灼伤面积较大，伤势严重，要及时到医院处理伤口，防止耽误治疗。

外公提醒，那位阿姨幸亏这次就医及时，如果晚上一两天，很可能会双目失明。很多时候，受伤并不可怕，可怕的是伤后留下的终生残疾，只有在受伤之后第一时间采取正确的措施、手段、方法，才能将伤害降到最低。但是要注意，如果伤势已经非常严重，应及时到医院就诊，而并非擅自使用自制的苦瓜霜，否则很可能会耽误最佳的治疗时机。

》　辣椒水涂鼻子：昔日酷刑也能治过敏性鼻炎

【偏方一】

辣椒水。

【食　材】

1～2个干红辣椒。

【做　法】

取1～2个干红辣椒，放到开水中冲泡10分钟或用小火煮10分钟，之后取棉签，蘸取辣椒水，伸到两个鼻孔中涂抹，每天涂抹1次，1个星期为1疗程。

【偏方二】

搓鼻法。

【部　位】

鼻梁两侧。

【做　法】

用两手的中指或食指沿鼻梁两侧上下搓揉，搓的范围要遍及眼角内侧迎香穴（即鼻翼根部）范围，搓至发热即可。

【外公问诊记】

李婶是村子里数一数二能干的女人，一进她家，里里外外都收拾得井井有条，地里的活计做得比一般的男人还好，村里人一提起李婶都会竖起大拇指。

一天，李婶来到外公的诊所，看到李婶的时候，我突然觉得她显得比以往苍老了，那股干练劲被不通气的鼻子发出的"嗡嗡"声遮去大半。

外公让李婶坐下来慢慢说自己哪里不舒服，李婶说最近几年不知怎么的，经常鼻痒、流鼻涕，前几天在卫生院做了检查，发现自己得了过敏性鼻炎，卫生院的大夫告诉她这个病很难治愈，给她开了瓶喷雾剂让她难受的时候喷上几下，刚开始用那个喷雾剂效果还不错，可没用两天效果就差了很多，李婶一心想着治好过敏性鼻炎，经人介绍来到了外公的诊所。

外公告诉李婶，过敏性鼻炎的治愈确实是非常难的，但控制却比较容易，然后外公告诉李婶一个偏方——辣椒水涂鼻子。

具体做法：取 1～2 个干红辣椒，放到开水中冲泡 10 分钟或用小火煮10 分钟，之后取棉签，蘸取辣椒水，伸到两个鼻孔中涂抹，涂抹的范围要尽可能大些，每天涂抹 1 次，1 个星期为 1 个疗程。

外公告诉李婶，这个方法虽然操作的过程比较难受，但能够确保鼻炎半年到一年不复发。李婶一听可以保证这么长的时间不复发，回家之后按照外公教给她的方法实施了一个星期。半年之后，李婶打电话到诊所，告诉外公自从那次用药之后鼻炎半年都没有发作过。

外公还提到了搓鼻法，虽然这种方法的疗效比较慢，可如果长期坚持，效果还是很不错的。

具体做法：用双手的中指或食指沿鼻梁两侧上下反复搓，眼角内侧至迎香穴（即鼻翼根部）也要搓到，搓至发热为止。

【外公说中医】

外公说，用辣椒水涂鼻是有科学依据的，很多患者在运用这种方法之后都收获了良效。鼻子在接触过敏原后，鼻腔黏膜就会发炎，导致过敏性鼻炎，炎症过程需要 P 物质参与，这种物质是广泛分布在细神经纤维里的一种神经肽。一旦鼻腔中的 P 物质消失，过敏性鼻炎就不会再复发了。辣椒水富含辣椒素，可以消耗鼻腔中的 P 物质，至它完全消除后，再接触过敏原就不会发作鼻炎了。

外公强调，有些人在使用辣椒水的时候会觉得很不舒服，鼻涕增多。不过使用的次数多了，辣椒素消耗掉 P 物质之后，刺激反应就会慢慢消失。这个偏方并不可以彻底治愈过敏性鼻炎，因为 P 物质会再生，暂时被辣椒素消耗掉，日后会再生成。再次复发时可继续采用此法，久而久之，鼻炎的复发次数就会越来越少。医学界是认可这种方法的，有些机构甚至开发出了辣椒素喷雾剂，这种方法要好于激素疗法，也不存在激素疗法的弊端，可以说是一个安全有效的良方。

之后，外公又讲了一下搓鼻法的原理。外公说，这种搓鼻法可刺激鼻部穴位，进而疏通鼻部经络，医院中经常会通过针刺患者鼻部的穴位防治过敏性鼻炎。

最后，外公说过敏性鼻炎是过敏原对鼻腔的刺激产生出来的，经常刺激鼻部，鼻子就会适应刺激，过敏原的刺激再袭时也就算不了什么了。

» 盐水洗鼻子：快速安全，彻底扫除顽固鼻窦炎

【偏方名】

盐水。

【食 材】

盐 2～3 克，温开水 100 毫升。

【做 法】

取盐 2～3 克放入干净的碗中，倒入 100 毫升温开水，调和成 2%～3% 浓度的盐溶液，用去针注射器抽取盐水，迅速注射到鼻腔中，对两个鼻孔进行反复冲洗。

【外公问诊记】

舅舅的一位朋友李先生被鼻窦炎困扰多年，后闻外公医术高明，趁着新年拜访之际来到外公家中。

李先生已年过四十，却是个非常时尚的人，临近新年，天气已经非常寒冷了，李先生却是小毛衣、橘黄色皮夹克的打扮。可这没几分钟就擦一次鼻子的举动却让他形象大失，他也表现出了些许无奈。

李先生说，他从三十几岁就患上了鼻炎，之后恶化成鼻窦炎，稍微有些小感冒鼻子就会塞住，伴随头痛，而且还不停地流鼻涕。外公伸出手按压李先生鼻子旁的面颊，他咧了一下嘴，说有压痛感。

外公问李先生都用过什么药，李先生无奈地说："去过几次医院，开过'安得新''伯克纳''雷诺考特'等鼻腔喷雾剂，以及'克敏能''息斯敏''特非那丁'等口服抗组胺类药物，可这些药物最初使用时效果较好，现在再犯鼻窦炎时几乎没什么效果。"

听完他的叙述，外公说："我教你一个方法，回家后你可以试试：取盐 2～3 克放入干净的碗中，倒入 100 毫升温开水，调和成 2%～3% 浓度的盐溶液，用去针注射器抽取盐水清洗鼻孔，清洗的时候，头要向前倾，注射器伸入一侧鼻腔时要屏住呼吸，之后迅速注射盐水，等到鼻腔中的液体流出之后换成另外一个鼻孔。"

李先生虽然对外公提出的方法将信将疑，可回家之后还是按方实施了。一周之后李先生打电话过来，说鼻子用盐水冲洗后非常舒服。在这之前，鼻窦炎的发作会持续 10 天以上，可这次的发病时间明显缩短了。外公告诉他这个方法要坚持下去，能够增强鼻腔免疫力，以免鼻窦炎反复发作。同时嘱咐他做好保暖工作，不能只要风度不要温度，否则很难控制病情，李先生连声说"是"。

第二年，李先生又来家里给外公拜年，他告诉外公，自己的鼻窦炎经过这一番清洗再也没有发作过。

【外公说中医】

实际上，鼻窦就是长在鼻子旁边骨头中的一些空洞，这些空洞在鼻腔中有开口，和鼻腔相通，正常情况下，鼻窦中的分泌物会通过这些开口进入鼻腔中，然后排出鼻腔外。而鼻窦炎患者鼻窦中的空洞不但有炎症，还存在大量分泌物：黏稠鼻涕，使得鼻窦里面的炎性分泌物排出困难。

外公说，用盐水清洗鼻腔的过程实际上就是将鼻腔中的鼻涕冲走，防止其堵住鼻窦出口，这样一来，鼻窦炎才能更快地被治愈。

选择 2%～3% 浓度的盐溶液是因为这个浓度的溶液能够充分消除水肿和炎症，提高鼻腔黏膜纤膜功能。

坚持用盐水冲洗鼻腔，鼻窦出口才能畅通，鼻腔纤毛功能也就得到了增强，进而增强鼻腔免疫力，外邪再次袭来时，鼻腔自身就能够应付了。

外公说，西医治疗方法疗效迅速，但是很难根治鼻窦炎这种顽疾。遇到急性鼻窦炎时，为了尽快摆脱病痛折磨，必须使用抗生素，但绝不能单靠抗生素解决问题。同时，鼻窦炎患者还应注意做好防寒保暖工作，因为感冒的反复发作容易引发或加重鼻炎、鼻窦炎等症。

» 花椒白酒漱口＋合谷穴按摩：轻松缓解牙疼

【偏方一】
花椒白酒漱口。
【食　材】
花椒 10 克，白酒 20 克，开水适量。
【做　法】
取 10 克花椒放到干净的茶杯中，然后倒入半杯开水，泡上 5 分钟左右，倒入 20 克白酒，盖好杯盖，等到花椒白酒水冷却之后过滤掉里面的花椒，牙痛患者含上一口，如同平时漱口那样含漱 10 分钟即可。

【偏方二】

按压合谷穴。

【穴 位】

合谷穴。

【做 法】

找准合谷穴的位置，然后用食指或中指按压此穴 20 分钟左右即可。

【外公问诊记】

同村的李老头跟外公非常要好，他在县城里给人看门，由于经常值夜班，白天有空就会来外公的诊所闲聊，跟外公探讨一些古代名人的生平事迹。

一天，李老头又来到诊所，右手捂住腮帮子，原来，李老头昨天晚上吃过饭后突然牙疼得厉害，一整晚都没睡着觉，大早上起来就直奔外公的诊所。外公赶忙让李老头坐下，找准他手上的合谷穴（将一只手拇指的横纹放到另外一只手的虎口上面，弯曲手指的时候，指端处就是合谷穴，该穴为止痛的重要穴位）后用力按压，同时让我去准备花椒白酒水。

花椒白酒水的具体做法为：取 10 克花椒放入茶杯中，然后倒入半杯开水，之后盖好杯盖，浸泡 5 分钟左右再倒入 20 克白酒，等到水温适宜时过滤掉里面的花椒。

花椒白酒水准备好后，外公对李老头的按摩也结束了，这个按摩的过程大约持续了 20 分钟之久。外公让我将花椒白酒水端过去，让李老头含上一口酒水，外公告诉他就像平时漱口那样反复含漱，这样连续漱口 10 多分钟之后，李老头惊讶地说自己的牙痛已经消失了。

外公告诉他，回到家后要继续按照上述方法含漱，每隔 1 小时漱 1 次，共漱 3 次，那天晚上，李老头睡了个安稳觉，牙痛彻底消失了。

【外公说中医】

外公说，中医上称合谷穴为"面口合谷收"，意思就是说面部疾病能够通过合谷穴治疗，因此李老头一说自己牙痛，外公就赶忙为其按摩合谷穴减轻疼痛。

　　外公解释道，花椒白酒水之所以有效，主要依靠的是花椒。花椒味辛、温，主治风邪气，具有温中、除寒痹、坚齿明目之功。花椒具有麻醉的作用是众人皆知的，能够麻醉神经，缓解疼痛。此外，花椒还具有消炎止痛、抑制炎症反应之功效，花椒中的某些成分还具有抑菌和杀菌之功效，对于各种感染性牙病均具有一定的治疗功效。

　　我问外公，既然花椒的功效已经这么全面了，为什么还要添加白酒呢？外公解释说，直接用花椒水并不是不可以，但是白酒也具有杀菌消毒的功效，并且白酒里面的乙醇能够将花椒中的成分充分溶解在水中，以最大限度地发挥出花椒的抗牙痛功效。

　　外公提醒说，自己是因为对李老头非常熟悉，确定他的牙痛是由牙齿本身而起，因此才为他推荐此方，但是有很多老年人出现的牙痛却很有可能与心绞痛、心肌梗死等疾病有关，患者并没有胸口不适等症状，但会觉得牙痛、胳膊痛、咽喉痛等，辨别起来比较容易，此时应当及时到医院诊治，而非表面性地治疗牙痛。

　　最后外公强调，牙髓炎症引发的牙痛含漱花椒白酒效果并不显著，因为此病的病根在牙齿内部，花椒白酒水很难进入牙齿内部，此偏方的功效也就难以发挥了。

　》　老陈醋漱口：清除牙石，清洁口腔

【偏方名】

老陈醋漱口。

【食　材】

老陈醋。

【做　法】

晚上临睡前取适量老陈醋含于口中，反复蠕动 2 ～ 3 分钟之后吐出来，

用牙刷刷牙，再用清水漱口，按上述方法连续操作 2 ～ 3 次即可。

【外公问诊记】

舅舅喜欢吸烟，平时工作晚了，回家之后不刷牙、不洗脸，倒头就睡。一次，家人们围坐在一起闲聊，舅舅拿起一个苹果吃了起来，这一咬不要紧，苹果上竟沾上了血迹，舅舅急忙对着镜子照了起来，牙缝间确实有血迹，难道得了败血症，不可能啊，平时水果吃得也不少啊。

外公走上前去，让舅舅张开嘴，对舅舅说，什么败血症啊，是牙石导致的。牙石积累太多，堆积在牙龈和牙齿之间，使得牙龈牙齿分离，一吃东西便流出血来。

舅妈赶忙接过话题："要不你去医院洗洗牙吧。"可能是从小生长在中医世家吧，舅舅并不看好洗牙，担心长期洗牙牙齿中的营养成分会流失，对牙齿健康不利。

外公说，不一定非要洗牙才能清除牙石，用老陈醋漱口也能够清除牙垢和牙结石。

具体做法为：晚上临睡前取老陈醋含于口中，反复蠕动 2 ～ 3 分钟之后吐出来，用牙刷刷牙，再用清水漱口，按上述方法连续操作 2 ～ 3 次即可。

舅舅对外公提出的偏方一向都是非常认可的，既然这么简单的方法就能够解决难题，为什么不尝试一下呢。外公嘱咐舅舅，这种方法 2 个月左右使用 1 次即可，但要坚持刷牙，保持牙齿的清洁、健康。他告诉舅舅，如果仍旧像之前那样不注意牙齿健康，用什么方法都是没有用的。

从那之后，舅舅无论回家多晚都会刷牙漱口，没过多久，牙石便明显减少了，牙龈出血的现象也消失了。

【外公说中医】

外公说，牙垢为食物残渣、唾液里面的黏液、细菌等混合堆积而成，通常情况下，坚持每天刷牙就能够将其清除；牙石为牙齿面上矿化的菌斑及其他沉积物形成，牙石非常坚硬，紧紧地附着在牙齿上面，用牙刷很难刷掉。

外公解释说，之所以用老陈醋漱口能够消除牙石，是因为醋性味温酸，为散瘀止血、解毒杀虫之品。并且，食醋能够杀灭多种细菌、真菌、病毒。牙石的主要成分是碳酸钙，醋酸对它有溶解之功，因此，用醋酸漱口之后再刷牙，能够抑制口腔细菌生长以及牙垢的形成，并且还能够清除已形成的结石、口臭。

但是，外公提醒，这种方法虽好，可不能连续、长期使用，因为醋在软化牙垢和牙石的时候，也会腐蚀到牙釉质，导致牙釉质脱矿，经常用老陈醋刷牙，牙齿容易被酸化，牙齿硬度会大大降低，使得牙齿容易过敏或患上龋齿。

最后，外公强调，舅舅的牙石形成时间较短，而且不是很严重，可以通过这种方法改善。但是如果是严重的牙石，即使用老陈醋漱口也很难将其去除，效果并不会太明显，应当及时到牙科通过超声波将牙石击碎。

»　双耳鼓气：勤加练习，保持耳朵听力，远离耳鸣

【偏方名】

双耳鼓气。

【部　位】

双手，鼻子，双眼，双耳。

【做　法】

用双手捏住鼻孔，之后闭紧双眼，用力从鼻腔中呼气直到双耳胀满，同时出现"嗡嗡"的响声，坚持 1 ～ 2 分钟之后松开鼻孔，同时张口，重复上述操作。

【外公问诊记】

袁婆婆今年快八十岁了，身体倒还算硬朗，但是耳朵却越来越背，跟她打招呼时声音小了她是根本听不到的。

一天，袁婆婆来到外公的诊所，让外公赶快给她看看，说自己可能是要聋了，现在几乎什么声音都听不到了，别人对着她大声嚷嚷她也就只能听出个大概。

袁婆婆说完叹了口气，虽然人老无人怪，可如果说什么话你都听不到，和你说话的人一定会越来越少，袁婆婆怎会不伤心，难怪最近看到她的时候总觉得她闷闷不乐，常常躲着人走，行为变得古怪。

袁婆婆的儿子张罗着给老人买个助听器，可老人的脾气很倔，死活不同意。外公觉得奇怪，问老人为什么这么不喜欢助听器，原来，在袁婆婆看来，如果带上助听器，不就明摆着自己是个聋子了吗。

外公问袁婆婆这段时间有没有去看过大夫，吃过什么药物。袁婆婆说之前去看了一次大夫，大夫给她开了一些改善耳循环的活血化瘀类药物，这一吃就是半个月，什么效果也没有，经人介绍，袁婆婆来到了外公的诊所。

了解到袁婆婆的情况之后，外公给她推荐了鼓气疗法。具体操作如下：用双手捏紧鼻孔，口闭紧，之后用力从鼻孔中呼气至胀满双耳，同时产生出"嗡嗡"声，持续 1～2 秒后松开鼻孔，张口，重复上述操作数次。

袁婆婆惊讶地看着外公，问道："不用开些药回去吃吗？"外公笑着摇了摇头："按照我说的方法做就可以了。"

袁婆婆听到此话将信将疑地回家了。几个月之后，袁婆婆打来电话，说自己每天都坚持练习，现在听力正在逐渐恢复，已经可以听清别人的讲话了，心情也好了很多。

【外公说中医】

外公说，耳是肾之窍，此法不但能够对耳部直接治疗，还可补肾。老年性耳聋的诱因尚不明确，但通常认为和血管硬化、循环不畅、内耳听觉细胞无法获得足够营养、退化等原因有关，因此，普通的治疗方法就是改善耳部循环，促进气血循行，让营养输送至内耳听觉细胞之中，这就是为什么那位医生会给袁婆婆开活血化瘀类药物了。

外公告诉我，鼻腔和耳部相通，鼓气时气体会直接进入耳部，对局部进行气体按摩，改善局部循环，进而达到治疗耳聋的目的。

外公说，改善局部循环也是临床上治疗耳鸣的重要原则，所以鼓气法同样可以治疗耳鸣症状。但是外公强调，耳鸣症状可能是鼻咽癌、听神经瘤等肿瘤疾病所致，因此，出现耳鸣症状的时候应及时到医院检查，排除危险因素之后再采用鼓气法。

最后，外公说出了这个方法在预防工作中的重要之处，此偏方多被耳鸣、耳背患者应用，实际上，正常人平时也可以经常练习鼓气，不但能够促进耳部血液循环，还能够很好地预防耳鸣、耳背等。疾病的治疗固然重要，但是如果不想被此病困扰，就要做好耳部保健工作，以预防为主，治疗为辅。

» 牙刷：轻敲面部神经紧绷一侧，能够治疗面瘫

【偏方名】

硬毛牙刷敲击法。

【器　材】

硬毛牙刷。

【做　法】

准备一个硬毛牙刷，用硬毛一面敲击面瘫一侧肌肉，每天敲打 3 次，每次敲击 10 分钟以上。

【外公问诊记】

二伯平时非常忙碌，每天上班下班不说，家务也要一个人承担，无论家里多忙，他都不会耽误工作。

可有这么一天，二伯却一大早来到了外公的诊所，刚走进门，我就发现二伯的五官扭曲着：口歪眼斜、嘴角下垂。

外公看了看他的面部情况，确定是面瘫，不过不算严重，用针灸就能治疗。

二伯一听，吓得"噌"地就站起来了，把我和外公吓了一大跳。之后二伯不好意思地说自己晕针，每次到医院打针都好像注射了迷魂药似的，打完针就在床上睡过去了，要1个小时左右才能清醒过来。

外公一听二伯这么说，针灸是不能用了，想了想，给他推荐了一个简单的偏方：准备一个硬毛牙刷，每天用牙刷的硬毛敲击面瘫一侧的面部肌肉，每次敲打10分钟以上，至局部皮肤发红为宜。每天敲打3次以上，坚持敲打几个星期。

讲述完方法之后，外公又强调了这其中的细节：在面瘫起病3～7天内，敲击部位要尽量选择面部健康一侧，若在面瘫侧敲击，则力度要尽可能轻一些，不能用力，也不用敲击至局部皮肤发红。

二伯回家之后，按照外公教给他的方法治疗，一个星期之后，二伯的面瘫已经好了一半，外公嘱咐他继续敲击，又过了半个月，二伯的面瘫已经看不出来了，再过一个星期，二伯的面瘫就痊愈了。

【外公说中医】

外公说，硬毛刷实际上和中医针灸上的梅花针类似，梅花针的构造非常简单，如同敲木鱼用的小锤，锤头上面嵌着几根细针，用梅花针像敲木鱼一般在皮肤上敲击，直到局部皮肤发红。梅花针针灸法在治疗面瘫的时候比较常用，对于难治的面瘫来说，使用梅花针疗效更佳。但是考虑到二伯晕针，因此为他推荐了与梅花针类似的硬毛牙刷，敲击过程中的效果是相似的。

我问外公，为什么面瘫的起病时间不同，敲击的部位和力度不同呢？外公解释说，面瘫刚起病的时候，治疗原则为控制面部神经水肿，以防止面部神经进一步受损害，二伯的面瘫刚起病，如果对面瘫侧肌肉进行强刺激，很容易加重面部神经水肿，与治疗面瘫早期的原则相悖。

外公还说，有些患者在面瘫起病的时候就到医院就诊，此时大夫会开些激素、神经营养类药物让患者口服，并嘱咐患者服药一周之后再到中医院进行针灸，实际上，服用这一周的药物为的就是控制面部水肿，像这种面部水肿已经被控制住的面瘫患者可以直接用硬毛牙刷或通过针灸的方法对面瘫一侧进行刺激，以确保面部肌肉迅速恢复正常。

最后，外公嘱咐，面瘫的诱因有多种，普通面瘫的主要诱因为寒冷刺激、心理因素，调节好自己的心情，临睡前关好门窗，防止寒邪侵袭，就能够预防面瘫的发生。面瘫很容易落下后遗症，会使患者的容貌受到影响，及时治疗才能避免悲剧的发生。

》　转眼球、按承泣：坚持不懈，赶走老花眼、白内障

【偏方一】

转眼球。

【部　位】

眼球。

【做　法】

闭上双眼，然后顺时针转动眼球 36 次，再逆时针转动 36 次，长期坚持锻炼。

【偏方二】

按摩承泣穴。

【部　位】

承泣穴。

【做　法】

找准承泣穴（该穴位于面部，瞳孔直下，眼球和眶下缘之间）的位置，用食指按住承泣穴，反复揉搓。长期坚持这两种锻炼方法，能够在一定程度上治疗白内障、老花眼。

【外公问诊记】

多年以前，曾经有位七十多岁的老人家来诊所里看病。据老人叙述，自

己年轻的时候视力一直都非常好，可不知为什么，最近几年视力越来越差，看什么东西都觉得非常模糊。之后到医院做检查，发现自己患了白内障，当时的医疗条件有限，对于白内障没有什么好的治疗方法，只能默默忍受着，想等到失明之后做晶体替换手术。后来，有人向他推荐了外公，他便来到诊所。

外公听完老人家的叙述，对老人说，自己并没有什么能够治愈白内障的方法，但有一法，长期坚持却能够控制白内障病情，同时治疗老花眼，逐渐恢复患者的视力。

老人听到外公这么说，竟有些激动，他说，只要能让他保持现状就好，他不想一天到晚活在模糊的世界里，慢慢地等待失明，那样太痛苦了，也许失明的时候他已年过八十，到时候估计大夫也不敢给他动手术了，他岂不要忍受失明至死。

外公非常能体会老人的痛苦，于是对老人说，只要每天转眼球、按摩承泣穴就能够控制白内障，同时治疗、预防老花眼。

具体操作为：闭上眼睛，转动眼球，先是顺时针转动 36 次，之后逆时针转动 36 次。找准承泣穴（该穴位于面部，瞳孔直下，眼球和眶下缘之间）的位置，用食指按住承泣穴，反复揉搓。长期坚持这两种锻炼方法，能够在一定程度上治疗白内障、老花眼。

那位老人回家之后将这两种方法结合在一起，每天转完眼球之后按摩承泣穴，不但白内障症状减轻了很多，几年之后，视力比同龄人好很多。

【外公说中医】

外公说，导致白内障的原因很多，老人由于上了年纪，新陈代谢功能退化，进而诱发"老年性白内障"，像那位老人家身体无其他疾病，所以他的白内障治疗可以选择转眼球和按摩承泣穴两种方法。但如果白内障是糖尿病、眼部挫伤等引起的，用上述方法效果并不明显。

外公还说，转眼睛和按摩承泣穴能够治疗白内障、老花眼的现象并不难理解。从中医的角度来讲："目受血而能视"，这个血指的是血液以及血液生化而来的各种营养物质，如眼泪，眼睛只有在不断吸收营养物质的时候才可保持、提高视力。

而转眼球的过程能够疏通经络，祛除瘀滞，让眼睛得到血液充分的滋养。承泣穴是最靠近眼睛的穴位，中医上认为：脾胃为后天之本，气血为生化之源。意思就是说，脾胃生化出的气血最多，因此，按摩承泣穴能够让脾胃生化出更多气血，灌注至眼睛，保持视力，保证眼睛获得充足的气血，这样一来，晶状体不但没有瘀滞，也不易变形，对于老花眼、白内障均有治疗作用。

外公说，老花眼和白内障是令很多老年人困扰的问题，虽然彻底解决这些问题绝非易事，但如果平时做好预防工作，就能够很好地预防该类疾病。如，平时尽量不要让双眼受强光刺激，洗脸的时候用热毛巾敷眼，以促进眼周围血液循环等都能在一定程度上预防白内障的发生。

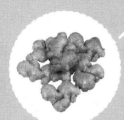
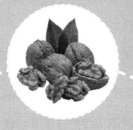
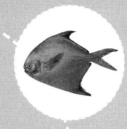
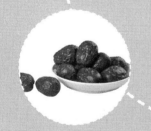
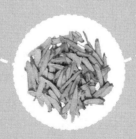
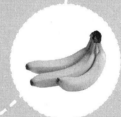

第四章

皮肤科小偏方，白嫩皮肤靠我帮

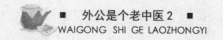

» 生姜与蜂蜜：排毒养颜，轻松对付老年斑

【偏方一】

生姜蜂蜜水。

【食 材】

鲜姜片 10 克，蜂蜜 10 ～ 15 克，开水适量。

【做 法】

取鲜姜片 10 克，放入干净的杯子里，倒入适量开水冲泡 5 ～ 10 分钟，调入 10 ～ 15 克蜂蜜，每天饮用 1 次。

【偏方二】

服用维生素 E。

【食 材】

100 毫克维生素 E。

【做 法】

每天服用 1 粒。

【外公问诊记】

张大爷是村里的干部，与外公非常要好，一有功夫就会到外公的诊所里闲聊。村里有规定，凡是年过六十的干部都要退休，张大爷也不例外，退休在家。退休后的闲暇时间应该很多，可奇怪的是，张大爷却好像忙了起来，自从退休后，张大爷不再来诊所找外公了。

大概过了半年，张大爷突然来到诊所，整个人看上去苍老了好几岁，垂头丧气地坐在椅子上。原来，自从张大爷退休之后，他就变得郁郁寡欢了。张大爷的老伴年轻时就过世了，儿女都在外面工作，一年到头也不回家几次，退休之前每天跑跑这事，跑跑那事，一天过得倒也快，可一退休，突然觉得自己没什么用了，身边连个可以说话的人都没有，整天对着半导体发呆，这半年下来，白头发增了不少，脸上和手臂上也新增了不少老年斑。

外公给张大爷把了把脉，没发现什么异常，于是问他最近还有没有其他不对劲的地方。张大爷说自己退休之前就有些便秘，脸上也有几处老年斑，但并不明显，可自从退休之后，老年斑渐增，记性也越来越差，经常忘这忘那的。

听完张大爷的叙述，外公指了指他手臂上的斑，对他说记忆力下降很可能与这些斑有关，张大爷感到迷惑，记忆力与长斑有什么关系？

随着年龄的增大，人体内的自由基灭活酶会越来越少，因此清除自由基的功能会逐渐降低，自由基有毒，在人体之中形成脂褐素物质，积累在皮肤下，形成老年斑，如果这些毒素积累在脑细胞中，就会导致智力下降。

张大爷听到这话紧张起来，长老年斑没什么关系，可以将其看成是衰老的必然现象，可一旦影响到大脑，万一老年痴呆可如何是好，急忙让外公给开些调节的方剂。

外公告诉他，平时喝些生姜蜂蜜水就可以改善：取鲜姜片 10 克放入干净的杯子里，倒入适量开水冲泡 5 ～ 10 分钟，调入 10 ～ 15 克蜂蜜，每天饮用 1 次即可。

张大爷一听方法如此简单，满面的愁云也都消失了。外公还告诉张大爷，虽然退休了，可仍旧有很多事情可以做，整天把自己关在家里对身体健康不利，还会加速衰老，张大爷点了点头，从那天起，诊所中又出现了张大爷的身影。几个月后，张大爷脸上的老年斑轻了不少，记忆力有所提高，便秘也得到了改善。

此外，还可每天吃上 1 粒 100 毫克的维生素 E 胶囊，具有清除自由基，抗衰老之功。

【外公说中医】

维生素 E 是目前公认的抗氧化剂，可以抑制脂褐素的形成，坚持服用，老年斑里面的脂褐素就会失去来源，经过新陈代谢的过程，斑点会越来越淡，直到消失。

从现代医学的角度来说，生姜蜂蜜水治疗老年斑的原理非常简单。生姜富含天然黄酮类物质和酚类物质，蜂蜜中富含酚类物质，具有非常显著的抗氧化之功，二者搭配能够更好地祛除色斑。

外公说，用蜂蜜来调生姜水能够缓和姜水里面的辣味，避免服用生姜之后排汗过多，使得人体中的阴液过量损耗，可以说二者之间是互补互利的关系。除此之外，蜂蜜具有润肠通便之功，非常适合张大爷出现的便秘症，该方剂既可以祛斑，又可以健脑通便，可以称得上是一举三得。

在给人治病的过程中，外公总是秉承着"可以用食则不用药"的原则，很多人到外公的诊所看病都是一分钱不花的，回家找些常见食材就把病治好了。

外公还说，老年人最惧怕的就是孤独，儿女要为生计而奔波，不能常伴身旁，自己也要学着给自己"找乐子"，没事出去遛遛弯、下下棋、跳跳舞、做做操、旅旅游，调节身心，百病则不敢近，已有之病也可消。

» 花椒盐水泡脚：解除脚气引起的难忍脚痒

【偏方名】

花椒盐水泡脚。

【食　材】

花椒 10 克，盐 20 克，水适量。

【做　法】

取花椒 10 克，盐 20 克，倒入适量清水煮沸，然后开小火煎煮 15 分钟左右，等到水温适宜之后倒入洗脚盆中泡脚就可以了，每天晚上泡洗 20 分钟左右，持续泡洗 1 个星期即可。

【外公问诊记】

脚气、脚痒困扰着很多人的生活。外公的一个朋友住在南方，是个非常能干的老人，家中种了几亩水田，一天到晚泡在水田之中，久而久之就患了脚气，每天痒得厉害，用了很多西药，但却反复发作，难以去根。

中秋节来临之际，那位老人前来探望外公，闲聊之际说起了自己的苦闷，外公听罢，对老朋友说："不用担心，我告诉你一个偏方，回家之后你照做就可祛除痒。"

老人家听到外公的话喜出望外，赶忙问外公是什么方法。外公说，这个方法就叫作花椒盐水泡脚法。具体做法为：取花椒 10 克，盐 20 克，倒入适量清水煮沸，然后开小火继续煮 15 分钟，等到水温适宜之后到入洗脚盆中就可以泡脚了，每天晚上泡洗 20 分钟左右，持续泡洗一个星期即可。要注意，烫洗过后不能再用清水冲洗。

老人详细地将外公推荐的方法记录在纸上，回到家后，按照外公教给他的方法，每天晚上坚持用花椒盐水泡脚，一个星期之后，老人家打来电话，告诉外公脚已经不再痒了，甚至连脚汗和脚臭都消失了，老人家非常开心。

【外公说中医】

外公说，花椒性温，具有温中散寒、除湿、止痛、杀虫等功效，对于人体阳气的生发非常有帮助。因此，用花椒水泡脚的过程能够杀灭脚上的细菌和真菌等，进而达到抑制脚痒的目的。

而在花椒水中添加食盐，是因为食盐也具有杀菌之功，将食盐与花椒同用，杀菌功效更强，能够更好地治疗脚气，从而止痒。

外公说，泡脚的方法要比涂抹药水或药膏的方法好很多，因为泡脚的时候整个脚面都会浸泡在溶液之中，而涂抹药水和药膏只能消灭脚上患处的细菌，杀菌不彻底也是脚气反复发作的原因之一。

外公强调，虽然这种泡脚之法行之有效，但是一定要坚持不懈才可以，"三天打鱼，两天晒网"的做法是不可取的，彻底杀灭脚上的致病菌才是正确的做法，这样脚痒、脚臭等问题才能彻底解决。

外公提醒，外公的那位朋友是因为双脚常年受湿邪侵害而引发的脚气，治愈之后，如果想要预防脚气的复发，一定要注意保证脚部的干燥，可以在鞋外套上一层防水布，避免水分流入鞋中。对于正常人来说，虽然鞋子进水的概率比较小，但是有很多人会出现鞋子还未晒干就拿起来穿的情况，这样做不但容易引发脚气，还容易患脚风湿等，一定要尽量避免。

» 生姜配陈醋：烂脚丫不再愁，一泡解除厚角质

【偏方名】

生姜配陈醋。

【食　材】

生姜 100 克，食盐 50 克，陈醋、水各适量。

【做　法】

取生姜 100 克，食盐 50 克放入干净的锅中，倒入适量清水煮沸，之后倒入盆中，加适量陈醋，将双脚放到盆中浸泡半小时，每天泡 1 次。

【外公问诊记】

记得有一次和外公外出购药，晚上就借宿在县城的亲戚家中。亲戚家只有一个女儿，早在几年前就嫁人了，所以家中有闲置的空房，给我和外公腾出了一间。

晚饭过后，几个人在客厅里闲聊。聊着聊着，那家的主人我叫叔叔的好像想起什么，问外公有没有什么方子可以治疗烂脚丫。原来，从二十几岁开始，叔叔就沾染上了脚气，一到夏天就会长出水疱，破皮之后会烂掉，形成烂脚丫，痛痒难耐；到了冬天则如同脱皮一样反复脱屑，痒得难受。外公让叔叔脱下鞋子，发现他脚板上的角质非常厚，角质处的皮肤厚重而又粗糙。

据叔叔说，他每次泡过脚之后都会用刀片刮下一层皮来，但是过不了多久，角质就又会变得和之前一样厚重了。治疗烂脚丫的药膏也没少用，大都是管上半月一月后旧疾复发，实在让人苦恼。

外公说，你这个是非常严重的脚气，普通方子治不好的，我给你推荐一个偏方——生姜配陈醋，具体做法为：取生姜 100 克，食盐 50 克放入干净的锅中，倒入适量清水煮沸，之后倒入盆中，加适量陈醋，将双脚放到盆中浸泡半小时，每天泡一次。

当晚，叔叔就按照外公教给他的方法泡脚，我们走后的第一个星期，叔叔就打来电话，说脚趾的伤口已经愈合，脚后跟的角质也变薄了。外公告诉他，这种症状容易复发，想要根治，最好坚持泡上一个月。就这样，叔叔坚持按照这种方法泡了 1 个月的脚，双脚慢慢地恢复到正常状态。

外公还嘱咐叔叔，治好之后要注意防潮湿，不能再让自己的双脚"受委屈"了，叔叔连声答应，自那之后，脚气再也没有复发过。

【外公说中医】

外公说，通常情况下，人们在患了脚气时首先想到的是购买达克宁、足光散、派瑞松等，但是这些药物都有一个弊端"治标不治本"，通常是一擦就好，停药一个星期又会复发，尤其对于叔叔这种常年的、脚气异常严重的患者来说，使用这些药物无异于浪费时间。

而生姜配陈醋这个方子里面的生姜、食盐、陈醋均具有杀菌之功，单一使用杀菌效果并不明显，而将这三者联合使用则功效翻倍。由于脚上的真菌残存时间较长，有些藏匿在脚趾缝中，泡脚的时间太短效果不明显，持续泡上一个月，真菌就差不多被消灭干净了。

外公强调，治疗症状严重的脚气一定要有耐心，不能觉得表面上脚气已经被治好了就放松警惕，不继续泡下去，这样只能半途而废，功亏一篑，脚气再度复发时，之前泡脚的时间就算是白白浪费了。

最后，外公提醒，脚气是一种真菌感染性疾病，容易交叉感染，所以，尽量避免穿脚气患者穿过的鞋子，避免使用这类患者用过的擦脚布、洗脚盆等。此外，潮湿是诱发脚气的主要因素，所以一定要保持双脚的干爽，穿透气性较好的鞋袜，防止真菌在温暖潮湿的环境下大量繁殖，引发脚气。

» **白酒泡鸡蛋：溶菌酶显奇效，疮疖一治就好**

【偏方名】

白酒泡鸡蛋。

【食 材】

白酒，新鲜鸡蛋。

【做　法】

取出几个新鲜鸡蛋，清洗干净之后放到一碗白酒中浸泡，15 分钟之后取出。让患者露出疮疖处，找出脱脂棉，铺到疮疖上面，面积要比疮疖范围大些，之后，将鸡蛋两端各打一孔，摇晃几下之后倒出蛋清，滴到脱脂棉上，等到脱脂棉吸饱蛋清之后用胶布将其固定好即可。

【外公问诊记】

很多年以前，曾经有位六十岁上下的老人来外公的诊所看病。这个老人一进门就吓了我一跳，因为他头上和脸上长满了疮疖，样子非常吓人。

外公见状，连忙让患者进屋，那位老人告诉外公，自己长了疮疖，头上、脸上、背部全都是，碰都碰不得，家里条件不好，没敢去医院治疗，起初只是用了些土方，几天下来仍不见好，便有人推荐他来找外公。

外公为那个老人检查了身体，之后让我到王大娘家借几个新鲜鸡蛋，用水冲洗干净后放在一个倒有白酒的碗中浸泡，15 分钟之后取出。

外公让那位老人脱掉衣服，发现他的身上果然长着两个大疮疖，于是外公找出脱脂棉，在疮疖上面铺了一层，面积比疮疖的范围略大些，之后，外公取出一个鸡蛋，在鸡蛋两端分别打出一个小孔，摇晃几下，蛋清很快流出，滴到脱脂棉上，一会儿的工夫，脱脂棉中就吸满了蛋清，外公用胶布将脱脂棉固定好。

对于老人头上的疮疖，外公先是将他的头发剪掉，露出头皮，之后按照上述步骤对其进行处理。

老人虽然对外公的方法将信将疑，但是到了第二天来换药的时候却显得非常开心，因为疮疖的疼痛已经减轻了很多，外公又给他换了药，告诉他再敷一天就能痊愈，果然，到了第三天，那位老人身上的疮疖全好了。

【外公说中医】

外公说，疮疖是细菌侵入毛囊所致的急性化脓性疾病，主要为金黄色葡萄球菌感染所致，实际上涂抹抗生素软膏就能解决，但是外公的诊所中并不出售此药，便给老汉使用了此方。

外公提醒，鸡蛋一定要先放到白酒中浸泡，为的是杀灭鸡蛋壳上面的细菌，防止蛋壳破裂的时候细菌进入蛋清，对疮疖处造成二次感染。

我问外公，为什么蛋清能够治疗疮疖呢？外公解释说，因为蛋清富含溶菌酶，能够将细菌的细胞壁破坏，进而杀死细菌，效果和祛除疮疖的软膏差不多。

最后，外公强调，疮疖多发生在夏季，任何部位都可能长出，头、面、背、腋下多常见，其发病机理为外感热毒或湿热内蕴，热毒外泄不出，残存在肌肤所致。因此，夏季注意保持皮肤的干燥、通风，免受湿热侵袭，这样才能有效预防疮疖。

» 姜汁配温醋：从此对头皮屑不屑一顾

【偏方一】
姜汁配温醋。
【食　材】
生姜、醋、水各适量。
【做　法】
将生姜切成片状，之后放到锅中，倒入适量清水，开大火煮沸，等到水温适宜的时候倒入适量醋，将调配好的溶液倒入盆中洗头即可。

【偏方二】
洋葱擦头皮。
【食　材】
洋葱。

【做　法】

取一个洋葱捣烂之后放到干净的纱布里面包好，之后用它擦头皮，24 小时以后用温水清洗头皮即可。

【外公问诊记】

一次，有位四十多岁的男士来诊所看病，外公给他开了些药，闲谈之中他突然问道："大夫，有没有什么方子可以治头皮屑啊？"外公看了看，那位男士头发虽然不长，却略显干枯，身上散落了一堆头屑。据他所说，市场上销售的去屑洗发水他也没少用，可效果并不是很好，这不，不但头屑没能去掉，就连发质也变差了。外公笑着说："既然这样，我给你推荐两个天然去屑的方法吧，但是这两种方法需要坚持使用才行。"

那位男士可能是深受头屑困扰，连忙点头说"是"，于是，外公便详细地为他介绍了这两个去屑之方。

第一个就是姜汁配温醋，具体操作为：将生姜切成片状，之后放到锅中，倒入适量清水，开大火煮沸，等到水温适宜的时候倒入适量醋，最后将调配好的溶液倒入盆中洗头即可。通常使用此法一次，能够维持一个星期左右。

第二个就是洋葱擦头法，具体操作为：取一个洋葱捣烂之后放到干净的纱布里面包好，之后用它擦头皮，24 小时以后用温水清洗头皮即可。

没过多久，那位男士又来到诊所，他告诉外公，那两个偏方他轮换使用，两三天洗一次头发，效果都非常不错，不但头屑少了很多，就连头发干枯也得到了改善。

【外公说中医】

外公说，人的头皮每天都在进行新陈代谢，有大量细胞死亡，同时有大量新生细胞，死亡细胞会变为细小的头屑，所以，不可能完全没有头屑。头屑过多主要是一种叫马拉色菌引发的，它属于真菌范畴，以头皮油脂为食，对皮肤产生刺激，使得成片细胞如同雪花般脱落。

外公解释道，生姜配温醋之所以可以去除头屑，主要是因为醋具有杀毒之功，而生姜能够杀灭马拉色菌，进而达到去屑的目的。同时，生姜温醋可扩张头皮血管，提高发根毛囊血液供应，这样一来，头皮的营养供应才得以充足。因此这个偏方既能够去屑，又可以养发护发。

而洋葱之所以能够去屑，是因为洋葱富含硫化物、黄酮等物质，具有很好的杀菌功效。此外，洋葱中维生素、胡萝卜素等营养物质含量丰富，在去屑的同时还可滋养头皮细胞。

最后，外公强调这两种方法的持续性，因为我们的头皮每天都会进行新陈代谢的过程，头屑的生成是在所难免的，长期使用这两种方法，不但能够抑制、杀灭马拉色菌，还能够及时清除新陈代谢产生的头屑，防止头皮瘙痒。

» 白果：让痤疮远离，还你青春靓丽

【偏方一】

白果擦涂法。

【食　材】

白果。

【做　法】

取 1～2 颗白果，去掉外壳后切开，临睡前先用温水清洗患处，之后用白果的切面揉搓患处，边搓边削去用过的部分，换成新鲜切面之后继续揉搓。

【偏方二】

白果泡白酒。

【食　材】

白果，70% 的酒精。

【做　法】

将白果压碎，之后浸泡到 70% 的酒精中 1 个星期，过滤果渣留药液，每天用药液涂抹患处 2～3 次。

【外公问诊记】

田女士今年三十九岁，按说到了这个年纪，长痤疮的概率很小，可田女士却深受痤疮的困扰。长在其他地方还好说，可这满脸都是，着实让人困扰，田女士每天上班都要面对很多同事，着实是件尴尬的事情。

田女士对外公说，自己用了很多祛痘、祛痤疮的化妆品，效果都不是很好。现在痤疮越来越严重，有些地方还流脓了，如今她只要一想到这满脸的痤疮，工作的自信都快没了。

外公安慰她不要着急，给她推荐了一个小偏方让她回家之后尝试一下，这个小偏方就是白果，其治疗的方法主要有两种：

1. 白果擦涂法。

准备白果 1 ~ 2 颗，去掉外壳后切开，晚上临睡前先用温水清洗患处，之后用白果的切面频搓患处，边搓边削去用过的部分，换成新鲜切面继续揉搓，等到第二天早晨起来的时候再洗脸，洗过脸后涂抹适量保湿滋润的护肤品。

2. 白酒泡白果。

将白果压碎，然后放到 70% 酒精中浸泡一个星期后过滤，取其中的药液涂擦患处，每天涂抹 2 ~ 3 次即可。

田女士按照外公推荐给她的方法实施，一个星期之后，脸上的痤疮明显好了很多，不仔细看都看不出来了，继续使用一个星期之后，田女士脸上的痤疮就消失得干干净净了。

【外公说中医】

外公说，白果是一种深受广大人民群众喜欢的滋补保健品，具有平喘、止咳、化痰之功，很多人都见过或吃过白果，但是知道白果能够治疗痤疮的人并不是很多。实际上，古人早已发现白果杀菌消毒的功效。

此外，白果含有一种特殊成分，这种成分能够抑制或杀灭引起痤疮的丙酸杆菌和表皮葡萄球菌。并且，白果中的白果内酯可以有效抑制炎症反应。由此可见，白果治疗细菌感染发炎导致的痤疮可以说是对症下药。

但是外公提醒，白果有微毒，会刺激到皮肤黏膜，因此使用白果之前可以先在耳朵后面的皮肤上试用一下，没有异常，再涂抹在脸上和其他痤疮处，以免出现过敏，加重面部问题。

外公强调，痤疮患者千万不能用手挤破痤疮，这样做很容易留下疤痕，到头来，即使治好了痤疮对于患者来说意义也不大了。出现痤疮之后，要注意每天清洁面目，使用柔和一些的护肤品，尽量不要再化妆了，防止影响肌肤呼吸，加重痤疮。

这两种方法选择其中的任何一种都可以，但是要注意，痤疮治愈之后应当停止使用上述方法，尤其是第二种方法，因为酒精对皮肤会产生一定的刺激，涂抹在健康的肌肤上，容易长斑，可谓是问题一拨接一拨，因此，痤疮治好之后，上述方法就不要再用了。

» 鱼腥草、牛蒡子：都能帮你解决面部脓疱难题

【偏方一】

鱼腥草敷法。

【食　材】

鱼腥草。

【做　法】

将鱼腥草叶子清洗干净，然后用铝箔纸包起来放到小火中加热，直到叶子变黏稠即可敷用。

【偏方二】

牛蒡子敷法。

【食　材】

牛蒡子6克。

【做　法】

将6克左右的牛蒡子放在口中咬碎，然后敷到脓疱上，最后取一条绷带将其固定好。

【外公问诊记】

记得有一次，有位四十多岁的女性来诊所给自己的女儿开四物汤，外公看到那位女士的脸上长了很多脓疱，就问她有没有治过脸上的脓疱。那位女士说，曾经尝试着治疗过，也涂抹过消炎药，但效果不是很好，从来没有去过根儿。

外公对她说："我有个偏方可以治疗脓疱，你不妨试一下。"那位女士一听，来了精神，急忙让外公说出是什么偏方。

这个偏方就是鱼腥草。外公告诉她，等到某处脓疱将要吸出来的时候，就将鱼腥草变软的叶子涂在上面，脓疱裂开之后，伤口就好了。

那位女士回到家后就到地里寻找鱼腥草，按照外公教给她的方法涂抹。几个月之后，当那位女士再次来到诊所时，脸上的脓疱已经消失了。

实际上，还有个偏方也能够消除脓疱，具体做法为：取 6 克左右的牛蒡子放在口中咬碎，然后敷到脓疱上，再取一条绷带将其固定好，等到脓疱开裂排脓以后，伤口也就基本痊愈了。

这两种方法效果都非常不错，见效快，根据取材的难易任选其一即可。此外还要注意，治疗的过程中不能随便使用化妆品，以免引发二次感染。某些激素类药膏虽然能够短期祛除脓疱，但容易导致脓疱反复，到最后即使用激素类药物也无济于事了。

如果症状已经相当严重，不断流出脓液，一定要及时去医院治疗，以免症状恶化，延及其他健康肌肤。

【外公说中医】

外公说，脓疱实际上就是指含有脓液的疱疹，是常见的面部疾病，导致脓疱的主要原因就是大量脓细胞堆积，通常情况下，脓疱愈合之后都会落下疤痕。因此，脓疱还是应当以预防为主。

外公提醒，预防脓疱的具体做法为：平日里注意卫生情况，勤换洗衣服，勤洗澡，修剪指甲等，面对痱子、瘙痒等症要及时治疗，以免导致细菌性感染。

外公强调，如果已经出现了脓疱，应当及时治疗，症状较轻时可以通过鱼腥草、牛蒡子来解决。

外公解释说，鱼腥草为民间常见凉拌菜，被称为"十药"，意思是说它具有十种药的功效。鱼腥草素有"代刀草"的称号，实际上就是在反映它的"拔脓"功效。牛蒡子的油性虽然非常大，但却无臭味，味微苦，入口时和唾液一同敷在脓疱上，疗效非常好。但是要提醒大家，痈疽已溃、脓水清稀的患者不宜使用此方。

» 香菜蜂蜜：治疗荨麻疹有奇效

【偏方一】

香菜蜂蜜汁。

【食　材】

香菜，蜂蜜。

【做　法】

取适量新鲜香菜，去掉根须之后清洗干净，再放到锅中煮 5 分钟，调和适量蜂蜜，每天喝 1 次，连续喝 3 天。

【偏方二】

食醋兑白酒。

【食　材】

食醋，白酒。

【做　法】

按照 2:1 的比例将食醋和白酒一同倒在干净的杯子中，调和均匀后涂抹到患处。

【偏方三】

韭菜汁涂抹法。

【食　材】

韭菜。

【做　法】

取鲜韭菜一把，从韭菜根部切掉一段，用切面处擦拭患处，直到切面处的韭菜汁用完以后，再切上一刀，继续涂抹。停顿 10 分钟左右，如果荨麻疹处仍然瘙痒，还要继续涂抹几次，通常情况下，每次涂抹 2～3 遍，每天涂抹 3 次就可以了。

【外公问诊记】

曾经有位姓王的男士，四十七岁，四川人，持续瘙痒一年，抓挠之后起红斑和风团，没有腹痛、腹泻、心慌胸闷等症。被当地的医院诊断为荨麻疹，经过一段时间的治疗之后，病情有了好转，但是停药之后又开始反复。

王先生说，自从患病之后，精神状态不佳，食欲衰退，睡眠状况也不是很好，体重并未发生明显改变。

外公询问他是否患有其他疾病，经了解，他身体健康，并未有高血压、糖尿病、心脏病以及传染病史，对药物、食物等均未曾出现过过敏，也没有外伤、手术、输血史，家庭成员均没有类似症状。

外公为那位男士推荐了一个外敷方剂——食醋兑白酒，具体做法为：按照 2:1 的比例取食醋、白酒放到干净的杯子里面调和均匀，然后涂抹到患处，几分钟后，荨麻疹瘙痒便可消失。

内服之方为香菜蜂蜜汁，具体做法为：取适量的新鲜香菜，去掉根须之后清洗干净，再放到锅中煮 5 分钟，调和适量蜂蜜，每天喝 1 次，连续喝 3 天。王先生回家之后，按照上述方法实施，三天之后，荨麻疹就痊愈了。

除此之外，外公还提出了一个韭菜汁涂抹法：

取鲜韭菜一把，从韭菜根部切掉一段，用切面处擦拭患处，直到切面处的韭菜汁用完以后，再切上一刀，继续涂抹。停顿 10 分钟左右，如果荨麻疹处仍然瘙痒，还要继续涂抹几次，通常情况下，每次涂抹 2～3 遍，每天涂抹 3 次就可以了。

【外公说中医】

外公解释说，荨麻疹是常见的皮肤病，为不同因素所致的皮肤黏膜血管反应性疾病，症状容易反复，多是边缘清楚、红色或白色瘙痒风团，中医上将其称为"隐疹""风疹块"。

荨麻疹发病初期表现为皮肤瘙痒，抓挠皮肤时会产生大小不一的风团，同时伴随着剧烈瘙痒，瘙痒一阵一阵的，甚至会伴随咽喉肿痛，患者经常彻夜难眠。

外公说，解表发散汤里面的荆芥穗和紫苏具有发汗解表之功，紫苏的散寒能力很强，荆芥穗祛风的能力很强，因此，在理气方之中，我们经常会看到紫苏的身影。而荆芥和防风同用，可达腠理、发汗散邪。

而新鲜的香菜味辛温，通脾，达四肢，可将一切不正之气从身体内清除出去，具有发汗解表、宣肺透疹的功效，疹出不畅者可用。

食醋，在中国的历代医学典籍之中，都记载着它可降胆固醇、软化血管、降低血黏度，同时，醋富含多种矿物质、氨基酸，具有收敛、紧缩皮肤的功效，利于肌肤美容、肌体健康。

韭菜味甘辛、性温，它的根、叶捣成汁后都能够消炎止血、止痛，所以可以缓解湿疹瘙痒、红肿等。

这三个方子各有各的特点，内服外敷的方法、用材虽然不同，但功效却是相同的，患者可以根据取材的难易、自身接受情况等自行选择。

» 蒜瓣、蒲公英：治疗扁平疣，让你无"疣"无虑

【偏方一】

蒜瓣敷脸法。

【食 材】

蒜瓣。

【做 法】

将蒜瓣切成和扁平疣大小一样的薄片，然后拿出胶布将其固定到扁平疣上，每天早晚各敷一次。

【偏方二】

蒲公英涂抹法。

【食 材】

新鲜蒲公英。

【做 法】

将采摘来的新鲜蒲公英放到清水之中清洗干净，然后放到扁平疣上反复涂抹，每次擦 5 分钟，每天擦 3 次，每个星期为一疗程。

【外公问诊记】

曾经有位男士来到诊所，那个人四十五岁左右。进门的时候，他戴着一顶鸭舌帽，帽檐压得很低，等到他摘下帽子时，我发现他的半边脸都是褐色的扁平疣，样子有些吓人。

外公问他哪里不舒服，他指了指自己的脸说："大夫，您看我都快毁容了。"外公仔细看了看他脸上的斑点，对他说："你脸上长的是扁平疣，告诉你个小偏方就能将其治好，不用太着急。"他听到外公这么说，表情舒缓了很多。

外公给他推荐了蒜瓣敷脸法：将蒜瓣切成和扁平疣大小一样的薄片，然后拿出胶布将其固定到扁平疣上，每天早晚各敷一次。听完外公给他推荐的

方法，他的眉头皱了皱，原来，男子非常厌恶大蒜的气味，每天还要到公司上班，一脸的大蒜味也不像话。

于是，外公又给他推荐了蒲公英涂抹法，具体做法为：将采摘来的新鲜蒲公英放到清水之中清洗干净，然后放到扁平疣上反复涂抹，每次擦5分钟，每天擦3次，每个星期为一疗程。外公嘱咐他，擦过蒲公英之后不能立即洗脸，要让蒲公英在脸上多停留一会儿。

那位男士对外公推荐的这两种方法将信将疑，可外公说他可以回去尝试一下，他点了点头，留下诊所的电话之后就走了。

十天之后，那位中年男子打电话到诊所，告诉外公自己连续涂抹了十天蒲公英之后，脸上的扁平疣已经基本消失了，外公听到他这么说也替他感到高兴。

【外公说中医】

外公说，扁平疣是人乳头状瘤病毒感染所致，多发生在面部、手臂和手背上。虽然没有自觉症状，但却严重影响着人的外在形象，会通过直接或间接接触传染，因此，扁平疣患者一定要与身边的健康人群分开使用毛巾、脸盆等，防止传染给别人。

外公解释说，大蒜之所以能够消除扁平疣，是因为大蒜富含大蒜油、大蒜素等成分，这些成分具有非常强的灭菌之功，同时有一定的抗病毒功效，此外，大蒜还具有激活免疫细胞，提升人体正气，促进免疫细胞消灭扁平疣病毒的功效。

但是，外公提醒，像那位男士对大蒜气味感到厌恶，或者对大蒜刺激出现过敏现象的人，最好不要使用大蒜敷脸法，以免扁平疣没治好，又出现新问题。

外公解释说，蒲公英涂抹法之所以能够治疗扁平疣，是因为蒲公英具有非常好的抗细菌、病毒功能，能够充分杀灭导致扁平疣的细菌和病毒，扁平疣也就好了。

外公说，这两种方法虽然非常简单，但效果非常好，取材方便。有些人脸上长出扁平疣之后急于购买各种祛痘药膏，实际上，这种做法是不正确的，不但治不好扁平疣，还可能会延误病情，对皮肤产生新刺激。选择西药药膏的话，可以试试维 a 酸软膏、咪喹莫特软膏等，效果都是不错的。

» 桑皮柏叶汤：头发不干燥，光泽有弹性

【偏方名】

桑根白皮柏叶汤。

【食 材】

桑根白皮和柏叶各 1 千克。

【做 法】

将桑根白皮和柏叶稍微弄碎一些，然后多用一些水泡着，放在火上煮，大概要沸腾个 5 ～ 6 次，把药里面的成分都渗透在水里了，然后去渣用药汁经常洗头。

【外公问诊记】

一天，一位中年妇女来找外公看病。她叹了一口气，然后慢慢地说出自己心中的苦恼。这位女士姓董，她说自己从小就是卷发，生下来的时候就是这样的，小时候还好，大家说她就像洋娃娃一样，但是现在岁数越来越大，自己的头发也成为别人的笑柄。

董女士的头发非常黄，并且看着也很干燥，董女士说，经常去理发店给自己的头发做保养，但是还是不怎么起作用，前几天还好，保养不到三天，就又回到了毛躁的状态。在公司谈业务的时候，客户经常会觉得自己形象不好，明明四十岁出头的人，因为头发干黄毛躁，看着就像是五十岁的大妈，因此董女士想问问外公，有没有解决的办法。

外公说，这并不是没有解决的办法，用桑根白皮柏叶汤，就可以轻松地解决了。具体的做法是：将桑根白皮和柏叶稍微弄碎一些，然后多用一些水泡着，放在火上煮，大概要沸腾5～6次，把药里面的成分都渗透在水里了，然后去渣，用药汁经常洗头。这样坚持一两个星期就会见效。

董女士非常开心，因为这种方法并不是很麻烦，谢过了外公，就走了。两个星期以后，我在小区门口的超市里看见董女士，她的头发果然比以前靓丽了很多，在阳光下还会闪着光泽。董女士说，这多亏了外公的小秘方。

【外公说中医】

外公说，用染发剂把自己的头发染成黑色，用不了几个月，长出来的头发还是干黄色，到时候再去染。周而复始，受伤的还是你的头发。只是受伤的头发不会说话。

桑皮柏叶汤中，桑根白皮气味甘寒，《本草纲目》记载，它可治"发鬓堕落，发槁不泽"，柏叶苦，微温，有止血、乌须发、止咳喘的功效，能"黑润鬓发"，治"头发不生，头发黄赤"，二者合用，对染发、烫发造成的损害有恢复作用。这里还有一个传说。据说，秦始皇宫中的一个宫女，在项羽攻入咸阳时，逃入山中，饥饿之时，便以柏叶充饥。时间一长，身体强健，面色红润，更奇怪的是她的头发乌黑而长，成了"毛人"。到了汉武帝时，被人们发现了，此时，离她逃出秦宫已经二百余年。

外公说，理发店中的保养，也是将一些药水涂在头发上，时间长久以后，自然就会对头发有一定的伤害，因此长久做保养并不是一个长期解决的办法，想要让自己的柔发变得靓丽有光泽，还要使用科学的养疗法，因此劝众人们不要轻易去美发店保养自己的头发。

» 淘米水：天然无刺激，告别大油脸

【偏方一】

米饭洗脸擦油法。

【做　法】

用米煮一小团米饭，用手搓成团，在脸部来回地滚动。

【偏方二】

淘米水洗脸。

【做　法】

取第二或第三遍的淘米水，洗脸 2 ～ 3 次就可以了。不怕麻烦的话，还可以将米饭放入容器之中，加水搓洗，然后将淘米水倒掉，再加一次水搓洗，留下第二次淘米水，放入冰箱后保存一夜，第二天放入温水，效果会更加明显。

【外公问诊记】

今天小姨打电话来说，自己的脸上经常会出现很多的油脂，每天都会用很多的吸油纸，一个月买吸油纸的钱就很多，即使吸完了，过半个小时还会出现很多的油脂，因此她每天都在擦自己的脸。

小姨是做前台营业员的，每天上班的时候，脸上总是会出很多油，非常影响自身的形象，想问问外公有没有什么解决的办法，让她的脸上少出一些油脂，让自己的脸更洁净一些。

外公说，办法也不是没有，就是看她肯不肯，取第二或第三遍的淘米水，洗脸 2 ～ 3 次就可以了。不怕麻烦的话，还可以将米饭放入容器之中，加水搓洗，然后将淘米水倒掉，再加一次水搓洗，留下第二次淘米水，放入冰箱后保存一夜，第二天放入温水，效果会更加明显。

当然还有一个方法，那就是用米团按压自己的脸部。

用米煮一小团米饭，用手搓成团，在脸部来回地滚动，这也可以消除脸上的油脂。

小姨听后非常开心地挂了电话。就这样过去了两个星期，她又打来电话

说，自己脸上的油脂已经明显地减少了，这真是多亏了外公的秘方啊。

【外公说中医】

外公说，米饭团的黏性非常好，触感柔软，在脸上来回滚动就能起到清理面部的作用，用完之后就会感觉面部非常清爽，而且在擦拭的时候，还能闻到米饭所散发的清香，心情也有很大的好转。

米的主要成分是淀粉，很多人知道米饭可以充饥，却并不知道有祛除油污的功效。这个偏方由来已久，在人们没有使用肥皂清洁面部之前，很多人都是用淘米水清洁面部的。

米之所以能够起到祛除油污的作用，主要是因为米属于碱性，能使油脂类物质水解成为别的物质。另外，大米含有一定数量的淀粉，经过在特定的环境下会转化为"烷基糖苷"。可能大家不知道，这种物质是洗洁精的重要组成物质之一。洗洁精具有强大的祛除油污的功效，你就知道为什么大米具有清洁作用了。

大米不仅可以祛除油脂，还含有多种维生素等营养物质，所以经常用淘米水洗脸，既能够吸附脸上的油脂，又有美白、营养皮肤、嫩肤、美肤的功效。

因此，经常用大米来揉脸或者用淘米水来洗脸，不仅会减少面部的油脂，同时还会让自己的面部皮肤变得光滑细嫩。

» 陈皮山楂：祛除黄褐斑的灵药

【偏方名】

陈皮山楂。

【食　材】

陈皮、山楂各适量。

【做　法】

将适量陈皮、山楂放入锅中，加入开水之后煮沸，自然凉，最后加入蜂蜜饮用。

【外公问诊记】

王小姐今年刚刚三十多岁，身体还算可以。但是，随着年龄的增长，脸上的黄褐斑也随之增多，这让王小姐极为苦恼。黄褐斑也是身体亏虚的一种信号，所以，王女士希望通过吃中药调理自己的身体并且改善"面部情况"。

外公了解到，王小姐已经三十多了还是独身一人，父母经常催促其结婚，但是王小姐一直没有合适的对象。一方面是自己的年龄越来越大，一方面是父母的催促，这让王小姐非常苦恼。

外公认为王小姐的病主要是因为忧思烦闷，从而导致肝气受损，气机郁结，进而严重影响了身体的气血活动，最后在脸上呈现出病症。所以要想将黄褐斑治好，就必须补血调气。

外公于是给王小姐开了一个方子：陈皮、山楂适量，加入开水之后煮沸，放凉，最后加入蜂蜜就可以饮用了。

王小姐按照这个方法服用一个多月，黄褐斑果然不再加重了，原先出现的黄褐斑也在不断地减退，皮肤也变得水润有光泽。

【外公说中医】

外公说，黄褐斑也被称为肝斑、蝴蝶斑，是一种常见的颜面色素沉着斑，女性多发，主要是因为女性的内分泌失调、各种妇科疾病、肝肾疾病以及极大的精神压力等引起的。而从中医学的角度来讲，黄褐斑是因为邪犯肌肤，气血不和，肝郁气滞，气滞血瘀导致的。肝失条达，气机郁结，郁久化火，灼伤阴血等情况都会造成面部气血失和，脾气虚弱，运化功能减弱，从而不能使气血及时运送到面部位置而导致的。

山楂性微温，入脾、胃、肝经，有活血化瘀、消食健胃的功能。《本草求真》记载："山楂，所谓健脾者，因其脾有食积，用此酸咸之味，以为消磨，俾食行而痰消，气破而泄化，谓之为健，止属消导之健矣。至于儿枕作痛，力能以止；痘疮不起，力能以发；犹见通瘀运化之速。"陈皮所起的作用包含三点，一是导胸中寒邪，二破滞气，三益脾胃。这三点之中最重要的就是行脾胃之气。蜂蜜的营养成分是最为丰富的，能补虚缓中，《本草纲目》记载，蜂蜜"和营卫，润脏腑，通三焦，调脾胃"，可以对黄褐斑起到辅助治疗作用。

此外，不仅是山楂、陈皮，豆类也能起到治疗黄褐斑的作用。绿豆、黄豆、红小豆各 100 克，洗净之后加水浸泡，榨汁之后再以水煮沸，调入白糖饮用，一日三次。中医学认为，黄豆有令人长肌肤、补虚开胃、填精髓、益颜色、健身宁心、润燥消水、健脾宽中的功效。李时珍在《本草纲目》之中讲过，黄豆可以让人"容颜红白，永不憔悴""作澡豆，令人面光泽"。绿豆味甘性凉，有解毒清热的作用，在《本草求真》中提到，绿豆"能厚肠胃、润皮肤、和五脏及资脾胃"。红小豆也是中医常用的药材，《本草纲目》记载，红小豆"味甘，性平，排痈肿脓血，疗寒热，治热毒，散恶血，除烦满，健脾胃"。可见，这三种豆类都能够起到滋补气血、调和脾胃的作用。

» 孙仙少女膏：远离皱纹更年轻

【偏　方】

孙仙少女膏。

【食　材】

黄檗皮 9 克，土瓜根 9 克，红枣 21 枚。

【做　法】

将黄檗皮、土瓜根、红枣共研细为膏。每日早起化汤洗面。

【外公问诊记】

这天来了一位浓妆艳抹的中年女人找外公看病，这个女人说，自己今年已经四十一岁了，化着妆的时候还是看不出来的，等到卸了妆以后，就会发现自己的眼角处有很多细小的皱纹，不光是眼角，其他的地方皱纹也是蛮多的，所以在平时的时候，她都不敢卸了妆出门，生怕被别人看见了满脸的皱纹。

外公问她是不是年轻的时候总是化妆。女人说，年轻的时候，因为爱美，出去的时候经常会化妆，因此她用过很多的化妆品，并且有时候晚上玩得很高兴，不卸妆直接就睡觉了，更有时候是彻夜都在唱歌跳舞，基本不睡觉。

外公就对她说，这是因为她长期的化妆品物质积累，才留下来的皱纹，其中还伴随着一些色斑。化妆品是化学物质，就算再安全，也会对皮肤有一定的刺激作用，所以，长年累月的积累下来，就会让自己的皮肤变得松弛，就会产生皱纹。

这位女士非常着急，赶紧问外公有没有解决的办法，外公说，有一个方子你可以试试，但是以后一定要注意自己的作息规律。

这个方子就是孙仙少女膏，将黄檗皮、土瓜根、红枣共研细为膏，每日早起化汤洗面。这样不仅可以去皱纹，还可以排毒养颜。

女士听了以后非常高兴，回去就开始准备材料了。

过了几个月，我出去买菜，结果有一位面目白净的女士和我打招呼，我起初一看不认识，这个女士一介绍自己我才发现，这个就是当初浓妆艳抹的女人，她现在已经不化那么浓的妆了，因为脸上的皱纹已经看不出来了。

【外公说中医】

外公告诉我，爱美是女人的天性，自古以来都是如此。人们常用"粉黛"来指女性，其实粉和黛都是古代妇女化妆用品。早在商纣时期，人们就已经懂得烧铅作粉，用来使皮肤润滑。黛又叫黛青，汉代时将书画用的墨加入麝香等香料，以毛笔妆眉，以后宫中便广泛流传开了。

历朝历代中，宫中的嫔妃们尤其重视自己的外表，化一个特别的装扮，或者用别具特色的鲜花洗澡，身上散发出独特的香味，从而引起皇上的注意，得到皇上的宠幸。因此，从古到今，留下了许多美容秘方。

其中，还有这样一个传说。明朝万历年间，世袭鲁王的朱三畏为《鲁府禁方》作序，自称："频年以来，博集奇方，殆今数载，续以成帙。行袭珍藏，世不多有。"鲁王是一位收集天下奇方的人，在他指挥编写的这部《鲁府禁方》中，就汇集了不少天下秘方秘术，其中包括内、外、妇、儿各科，美容方法，食疗方法，从内服到外用，无不备载，是典型的王家秘方集。在《鲁府禁方》当中，记载了许多美容方法，既有洗面方、洗头方、沐浴方，也有香肥皂、香衣方等。比较有名的"孙仙少女膏"就出自《鲁府禁方》。

据说，这一方剂是从道教搜集来的。孙仙即"孙仙姑"，自号清净散人，是全真教祖师王重阳七大弟子中唯一的女弟子，此方就来自她的秘传。她用药与众不同，可调营卫，补气血，滋润肌肤，三者配合，清热解毒消瘀行血，滋润皮肤延缓衰老。

孙仙少女膏的制作方法比较简单，黄檗皮9克，土瓜根9克，红枣21枚，共研细为膏，每日早起化汤洗面，可祛皱，有清热解毒、活血化瘀、润肤白面的功效。原书中称此方洗面，十余日以后，容如少女。故此得名"孙仙少女膏"。

此方中，黄檗皮性味苦、寒，有清热燥湿、泻火解毒、退虚热等美容功能。外用一般会研末调敷或煎水浸渍。土瓜根又称王瓜根、山苦瓜、毛冬瓜，味苦、性寒，它含有丰富的脂肪酸、氨基酸、胡萝卜素、胆碱等多种成分，可活血化瘀，改良皮肤的血液循环，清除面部黑点，医治痤疮及痘印，既可生用，也可用鲜品。红枣是咱们日常生活中接触比较多的食物，同时它也是药品，其性味甘、平，入脾、胃经，具备补脾胃、生津液等美容功能。将这三种药相配，解毒清热祛瘀、滋润润泽肌肤、抗皱防衰、强壮的功能更佳。

外公还说，这剂孙仙少女膏的确有祛皱、抗衰老的功效。现在很多美容大师都讲究排毒养颜法，如果体内的毒素太多，就会直接表现在脸上。黄檗皮和土瓜根两味寒性的清热解毒药，就像两个过滤器，把你身体里的毒素全部过滤掉，再加上入脾、胃经的红枣，调理脾胃，这样你才能"面色红润睡得香"。只是究竟能不能让你"面如少女"，迄今为止还无法考证。即便有的话，也绝非一日两日就可以见效的。

» 云南白药配蜂蜜：缓解卧床不起老人的褥疮

【偏方名】

云南白药配蜂蜜。

【食　材】

云南白药，蜂蜜。

【做　法】

先用碘酒对疮疖面进行清洗，再用无菌棉签蘸酒精对皮肤周围进行消毒。然后用少许云南白药加入三倍多的蜂蜜，调成糊状，用棉签蘸上，涂在患处，外面包裹住一层纱布，最后用胶布固定。每天更换一次药。

【外公问诊记】

不久前，患有褥疮的冯大爷的儿子来到了外公的诊所。自述父亲因为患类风湿关节病，四肢的关节已经出现了变形，完全没有活动的能力，瘫痪卧床三年，家属很忙，所以请了一名护工进行照顾，可是护工对于护理流程不熟悉，并没有经常给冯大爷按摩、擦洗身子，结果冯大爷的屁股上长了个褥疮，一翻身的时候就喊疼，试了很多药，但是褥疮始终不见好，总是流水流脓的，家属们也很担忧。

冯大爷的儿子因为没有照顾好自己的父亲而愧疚，于是向外公咨询方法。外公就推荐了一个偏方，但是叮嘱冯大爷的儿子，这个方子需要人的精心照顾，每天都必须使用才可以。具体方法是：先用碘酒对疮疖面进行清洗，再用无菌棉签蘸酒精对皮肤周围进行消毒。然后用少许云南白药加入三倍多的蜂蜜，调成糊状，用棉签蘸上，涂在患处，外面包裹住一层纱布，最后用胶布固定。每天更换一次药。

冯大爷的儿子听了以后非常高兴，就赶忙回家为自己的父亲试了试。两个星期以后打来电话说，他父亲的病症已经缓解了很多，现在依然在用这个偏方。

又过了两个星期，冯大爷打来电话说已经完全好了。

【外公说中医】

外公说，云南白药为黄色或浅棕黄色粉末，其主要成分为冰片、三七、麝香等。冰片清热止痛，也能生肌；三七可以通经络，和营止血，行瘀血而聚敛新血；麝香可活血通经、止痛。

冰片具有一定的止痛以及防腐作用；三七抗炎、耐缺氧；麝香有抗炎、抗菌的作用。临床试验表明，云南白药对绿脓杆菌、金黄色葡萄球菌及白色念珠菌等细菌引起的炎症有治疗作用，且还可以明显促成纤维成长细胞和血管内皮细胞的生成，加速血管的生长及结缔组织的增生，从而有效地促进伤口的愈合及生长。

蜂蜜在这个方子中的作用甚至超过云南白药。临床试验证明，蜂蜜对葡萄球菌、链球菌、白喉等革兰阳性菌具有极强的抑制作用，可减轻疼痛，减轻渗出，防止感染，帮助伤口愈合以及组织再生。

用蜂蜜还有一个优点。从现在比较流行的"湿性环境"理论角度看，应该为缺血的溃疡面创造出一个湿性的环境，而且要求有良好的透气性，同时还能够防止渗出、防止创面组织浸泡及杀菌等作用，而蜂蜜湿敷与"创面湿性愈合"极为吻合。

因此，对老年人来说，这个方法是最适合的。

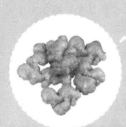
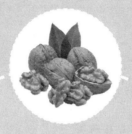
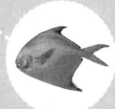
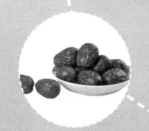
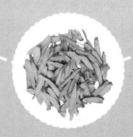
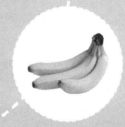

第五章

神经科偏方，精神好才能身体好

» 灵芝＋银耳：神经衰弱不用愁，常吃灵芝银耳汤

【偏方名】

灵芝银耳汤。

【食 材】

灵芝10克，银耳20克，冰糖250克，樱桃20颗，水蜜桃2个，鸡蛋1个。

【做 法】

将灵芝清洗干净，切成薄片，然后放入锅中，加入适量的水，小火慢蒸，将汁取出来，将残渣倒掉。然后将银耳放进热水中浸泡半小时，将根脚处的杂质折掉，再放进温水中浸泡直至银耳胀开。将樱桃和水蜜桃中的核去掉，将果肉切成片状，然后放进锅中，放入适量的清水，并将冰糖放进去。将鸡蛋的蛋黄去掉，留下蛋清搅拌均匀，待冰糖完全融化后放进锅中，等到糖水的泡沫完全浮出水面，用漏勺将泡沫捞出来倒掉，将剩下的全部盛出来放进碗里，用湿布将碗口盖住，放在蒸笼上蒸2个小时即可。

【外公问诊记】

外公的诊所来了一位大学教授，这个教授非常苦恼，他每天晚上都不能好好地睡觉，精神也非常不好，去医院检查说是神经衰弱的症状，起初他并没有在意，这么多年过来了，最近感觉自己的身体每况愈下，压力也非常大，因此感觉精神已经接近了崩溃的边缘，让外公给他一个可以治疗神经衰弱的方子。

外公为他诊了诊脉，说他的病症已经有一些时间了，因此治疗的时间要长一些。可以用灵芝银耳来治疗。

方子是这样的，将灵芝清洗干净，切成薄片，然后放入锅中，加入适量的水，小火慢蒸，将汁取出来，将残渣倒掉。然后将银耳放进热水中浸泡半小时，将根脚处的杂质折掉，再放进温水中浸泡直至银耳胀开。将樱桃和水蜜桃中的核去掉，将果肉切成片状，然后放进锅中，放入适量的清水，并将冰糖放进去。将鸡蛋的蛋黄去掉，留下蛋清搅拌均匀，待冰糖完全融化后放进锅中，等到糖水的泡沫完全浮出水面，用漏勺将泡沫捞出来倒掉，将剩下

的全部盛出来放进碗里，用湿布将碗口盖住，放在蒸笼上蒸 2 个小时即可。每天吃 1 次或是 1 个星期 4 次都可以。

过了一年，这个大学教授再来看外公，对他说，他退休了，找了一个安静的房子疗养，按照外公的方子，每天都在食用，果然现在头不痛了，睡眠质量也有了很大的改善。

【外公说中医】

外公说，灵芝、银耳、樱桃等食物都有补肾、健脑、益肺、养胃的功效，所以对于治疗神经衰弱有非常好的疗效。

灵芝从古至今一直被认为是吉祥、富贵、美好的象征，被人们称之为仙草。中国的传统医学一直将这种药物称为滋补壮阳、固本扶正的珍贵的药物，因此灵芝对于治疗精神衰退、心悸怔忡、头晕失眠都有很好的疗效。长期服用还可以治疗慢性肝炎、胃溃疡、咳嗽等病症。

樱桃含有大量的铁。铁是人体血液的重要组成部分，因此多吃樱桃可以有效地抗贫血，促进血红蛋白的生成，让脑部的血液循环更加畅通，从而消除脑部的精神压力，成为抗击神经衰弱的良药。长期在电脑前工作的人，多吃一些樱桃可以有效地消除疲劳，改善睡眠质量。

外公将这三种物质放在一起，就可以有效地治疗因为长期的神经衰弱而造成的头晕头痛、失眠多梦的症状。加入水蜜桃，口感会更加鲜美，因此这是一道治疗神经衰弱的良方。

此外，外公说灵芝还能调节人体自身的免疫力，有效地抗击肿瘤，增加患者抗击癌症的能力，是人体最佳的调节器。这是因为灵芝可以促进身体中白细胞的生成，这样就可以有效地吞噬身体中的有毒物质，癌细胞被吞噬的数量也就会增多，这样可以有效地防止癌细胞的病变，因此在抗击肿瘤，防治癌症等方面，灵芝有着至关重要的作用。并且灵芝对人体也没有任何的副作用。这是因为灵芝是天然的补品，没有一点儿毒素，这是其他抗击肿瘤的药比不上的地方。

外公对我说，吃一些灵芝是非常有好处的，这才是真正的仙药。

» 枸杞子：消除身体疲劳，促进血液循环

【偏方一】

枸杞粥。

【食 材】

枸杞子，水，大米。

【做 法】

将大米洗干净，锅中放入一定量的水，然后将枸杞子放进去。直至煮烂，放入少许白糖即可。

【偏方二】

枸杞酒。

【食 材】

枸杞子，白酒。

【做 法】

将枸杞子洗干净，放在一个容器里，倒入白酒，浸泡十几天。每日饮用1杯即可。

【偏方三】

枸杞茶。

【食 材】

枸杞子，茶叶，热水。

【做 法】

将枸杞子洗干净，然后将茶叶与枸杞子放在一起，用热水冲泡，每日饮1次即可。

【外公问诊记】

有一个年轻人来找外公，对外公说，他的父亲年纪很大了，经常看不清东西，每天都蔫蔫的没有精神，饭也吃得不多，老爷子这样下去，身体肯定

会垮掉，家人都非常担心，想要为自己的父亲补一补身体，但是不知道要怎样做，于是来找外公，想看看有没有什么解决的办法。

外公说，经常吃枸杞子，可以有效缓解这种状况。具体的做法就是将枸杞子与大米一起煮成粥，也可以用枸杞子泡酒，将枸杞子洗干净，放在一个容器里，放上白酒，浸泡十几天的时间。每日饮用一杯。也可以泡茶，将枸杞子洗干净，然后将茶叶与枸杞子放在一起，用热水冲泡，每天喝一杯，就会见效。

这个年轻人走了以后就按照这个方法买了好几包枸杞子，然后给他的父亲熬粥、泡酒。半个月以后回来说，他的父亲看东西已经不那么模糊了。精神也比以前好了很多，吃饭也觉得很香，整个人变得很有力量，也不那么疲劳了。这全是外公的药方的功劳。年轻人还说，要再买几包枸杞子，来表达自己的孝心。

【外公说中医】

外公说，枸杞子是一种生命力很顽强、精力也很充沛的植物，是消除疲劳最好的药物。此外，枸杞子还能够促进血液循环，防止动脉血管的硬化，还可以防止内脏脂肪堆积，因此是促进人体新陈代谢、防止机体老化的良药。

此外，枸杞子还可以用来做菜或者是泡茶，枸杞根也被称为"地骨皮"，是一种很好的药材，并且长期食用枸杞子，对身体也没有副作用。

枸杞子还有温热身体的作用，因此对患有高血压，或者是性情急躁的人，是很有帮助的。平常大量食用肉食的老人，消化器官一般都不会太好，但是经常食用枸杞子，就会让老人的肠道畅通，面色相应地也会变得红润。如果体质非常虚弱，或者是经常感冒，抵抗能力也非常差的人，每天食用还会有增强抵抗力的作用。

外公还说，枸杞子含有丰富的亚油酸、亚麻酸、油酸、维生素E等物质，这些活性物质能够降低人体胆固醇含量，防止动脉粥样硬化，并且能够增强视力，有效地减少青光眼，另外，还有明显的增白、滋润、护肤的作用，还可以减少身体中色素的沉积，预防黄褐斑。

因此，老年人每天食用一些枸杞子，就会减少老年斑的形成。这是因为，老年斑的变性是让老年人视力模糊的主要原因，老年黄斑的位置非常特殊，位于视网膜后面最薄弱的部分，因此当感光细胞发生病变的时候，就会长出非常脆弱的新血管，因此这些血管一旦渗血，那么就会让老年人的视力变得非常模糊，丧失中心视力。

因此外公说，经常吃一些枸杞子，就可以淡化老年斑，让老年人的视力更加清晰。

外公说，枸杞子还有一些其他的功效，枸杞子对癌细胞的生成和扩散也有明显的抑制作用，因此中老年人若是经常用枸杞子来代替茶叶饮用，就可以增强中老年人自身的抵抗力，还能够强身健体，防止细胞衰老。经常吃枸杞子还可以增加身体中的白细胞，防止白细胞减少，调节身体免疫力。因此经常吃枸杞子也是有一定的好处的。

» 龙眼：营养价值高，治疗贫血有疗效

【偏方一】
白糖蒸龙眼种子。
【食　材】
龙眼 30 颗，白糖若干。
【做　法】
将龙眼的肉去掉，将种子取出来，与两碗水一起放入锅中，五分钟后放入少许白糖，烧开了即可。

【偏方二】
小米龙眼粥。
【食　材】
龙眼 30 克，小米、红糖各适量。
【做　法】
将小米与龙眼肉同煮成粥。待粥熟，调入红糖。空腹食，每日 2 次。

【外公问诊记】

这天有四五个老先生一起找到了外公，说是他们几个全是兄弟，但是从小就有贫血的毛病，这兄弟几个就像是约好了似的，全都患有这个毛病，并且怎么治也治不好，因此来问问外公有没有什么好的方法可以将贫血这个老毛病去根。

外公就问，他们平时吃不吃龙眼，几个人都回答，小时候家里的条件并不好，因此很少吃，长大以后也舍不得买。

外公思索了一会儿，说："我给你们开个方子，你们先试试，不要舍不得花钱。"几个人齐声点头。外公就告诉了他们一个方子，那就是用白糖蒸龙眼种子。将龙眼的肉去掉，将种子取出来，与两碗水一起放入锅中，五分钟后放入少许白糖，烧开了即可。外公还说，若是舍不得龙眼肉，又嫌这个方法太麻烦，那也可以用别的方法，那就是每天吃三十个左右的龙眼，这样可以起到补血的作用，但是时间可能会长一些，见效没有蒸食快。当然，也可以煮成粥来食用，将小米与龙眼肉同煮成粥。待粥熟，调入红糖。空腹食，每日2次。几个人记下了方子，道了谢就回去了。

大约过了半年，其中的一个兄弟给外公送了一面锦旗，说这个药方真的很管用，他们兄弟几个吃了小半年，贫血的毛病就这样不见了，并且一点儿后遗症也没有。

【外公说中医】

外公说，龙眼的吃食也是有讲究的，一般在下午四点的时候吃才会见效，有很多人都知道吃龙眼对身体好，但是不知道究竟怎样吃，若是在不正确的时间吃了龙眼，那么就会引起肝火上升，严重了还会出现流鼻血等症状，因此吃龙眼的时候一定要注意时间。

并且吃龙眼的时候，若是在上午十点钟饮下龙眼种子泡的茶，然后在下午四点钟的时候吃龙眼，那么这对于长期食素的人来说是最好的补品了。

外公还说，龙眼为什么能够治疗贫血，是因为龙眼味甘性温，适合为身体补血气，并且龙眼中含有大量的糖分，很容易被身体吸收，因此体虚、贫血的老年人非常适合食用。此外，外公还说，龙眼具有安神的功效，能治失眠、健忘、惊悸，还能滋补强体、养血壮阳、益脾开胃，还可以美容养颜，滋润皮肤。因为其中含有大量的糖分，可以有效地治疗年老体衰、久病体虚、气亏等症状，所以还有"果中神品"之称。

另外，如果一个人长期忧虑过度，失眠多梦，那么就会造成血亏。龙眼的性质甘温，适宜补气。很多老年人都是长期感觉身体虚弱，面色干黄，双眼无神，并且还常常健忘，这些症状都是可以用龙眼来治疗的。

并且龙眼肉甘温，滋补的作用非常强，入心、脾两经，善于滋补心脾，并且味道甘甜，因此是补气养血的良药。那些常年气血亏损的老年人，吃龙眼是最好的补品。

此外，龙眼种子也是补血养气的好食品，可以将种子细细地研成粉末，每次喝茶的时候放上一点儿，这也可以起到补血的作用。

因此老年人食用龙眼可以说是给自己的身体增加一味强有力的补药。

» 山楂粥：高血压的膳食疗法

【偏方一】
山楂粳米黑枣粥。

【材　料】
山楂 30 克，粳米、白糖各适量，黑枣 8 枚，水适量。

【做　法】
将粳米洗干净，沥干水分，将山楂和黑枣都清洗干净。然后在锅中加适量的水，煮至沸腾，将山楂、黑枣和粳米都放进去，开始搅拌，然后将火改成小火，继续煮 20 分钟，最后放入白糖即可。

【偏方二】
山楂大米粥。

【食　材】

山楂、大米、白糖、水各适量。

【做　法】

山楂煎取浓汁，取汁入大米、白糖煮粥，分2～3次服，每天1剂，7～10天为一疗程。

【外公问诊记】

一日，邻居家的张大妈来到外公的诊所，张大妈今年快五十岁了，微胖，最近却面色蜡黄，一问，原来是现在患有轻微的厌食症，已经好几天没吃东西了。

外公就问她还有什么别的反应，张大妈说，最近总是头晕眼花，浑身乏力，有时候还总是心慌得厉害。外公就问她有没有高血压的症状，张大妈眼睛一亮，说很久以前就患有高血压，因为一直没在意，只是吃降压药来维持着。

外公就对她说，高血压不可以这样维持，要提早治疗，她不想吃饭也是因为最近高血压犯了，导致头晕眼花，食不下咽，因此要控制好血压。

于是外公就给张大妈开了两张方子，一个是治疗高血压的，另一个就是治疗厌食症的。首先是高血压的，这个方子叫作山楂黑枣粥，就是将粳米洗干净，沥干水分，将山楂和黑枣都清洗干净。然后在锅中加适量的水，煮至沸腾，将山楂、黑枣和粳米都放进去，开始搅拌，然后将火改成小火，继续煮20分钟，最后放入白糖即可。每天吃上一碗，这样对高血压就有很好的疗效。

张大妈说吃不下饭，外公就开了另外的一个方子，就是山楂大米粥。山楂煎取浓汁，取汁入大米、白糖煮粥，分2～3次服，每天1剂，7～10天为一疗程。这样可以有效地改善膳食的状况，有开胃的作用。

张大妈回去试了试，一个星期之后就过来说，自己已经能吃东西了，并且头晕乏力的症状也正在转好，真的非常有疗效。

【外公说中医】

外公说，经常食用山楂可以增加胃中消化酶的成分，如果是在吃完了非常油腻的食物之后，食用一些山楂，那么就会对身体中的油脂等成分有降解的作用，因此，可以起到减肥降脂作用，有效地降低身体中的胆固醇的含量，这样就会减少高血压病症发生。

　　并且外公还说，山楂是外红内白的食物，果肉也非常的鲜美，它的果实是成球状的，在中国北方种植的比较多。所以北方人患高血压的概率相对来说比较少。

　　大米中赖氨酸的成分很少，需要从其他食物中补充，因此经常食用大米远远不及粳米更加营养。

　　大米和山楂煮粥非常适合厌食症的人，但是孕妇不能食用。山楂酸甜可口，有一定的开胃功效，厌食症的人经常食用山楂，可以促进肠胃的蠕动。增加肠胃对食物的渴求度，这样就可以有效地治疗厌食症。此外，外公说老人经常吃一些山楂，可以促进脑细胞兴奋，不容易患老年痴呆。

　　外公介绍道，山楂还有很多别的作用。并且山楂中有一种提取液，这种物质可以有效地抑制亚硝胺的合成，从而有效地防止肠道癌的发生。山楂核煎水也是女人们的良药，可以防止子宫癌的发生，并且山楂还有很强的抗菌功能，山楂生吃就可以起到一定的抗菌作用。此外，山楂还有抑制积食、防止血块堵塞的作用，可以有效地防止老年人出现消化不良的症状。

» 桔梗根：脚浮肿不要怕，桔梗根可以消除它

【偏方一】
桔梗根敷脚底。

【食　材】
桔梗根。

【做　法】
将桔梗根磨碎了，敷在脚后跟上面，睡一夜，第二天就可以消除脚浮肿。

【偏方二】
老姜桔梗根敷脚底。

【食　材】

老姜，桔梗根。

【做　法】

将等量的老姜和桔梗根磨碎，混合在一起敷在脚底的凹处，也可以起到抗击疲劳、减轻浮肿的作用。

【外公问诊记】

李阿姨是一名办公室的会计，长期坐在办公室里，不经常站起来走动。今天她来外公这里看病，说自己几十年了都坐在办公室里，这样不仅每天晚上腰疼，就连小腿也会变得很疲劳，甚至有时候膝盖以下还会出现浮肿的症状，这让李阿姨非常苦恼，每天都饱受这样的痛苦，今天实在受不了了，请假来外公这里看看有没有解决的方法。

外公看看她的腿，发现已经出现了浮肿的症状，就对她说："你这个长年累月，时间太久了，治疗的话其实方法很容易，但是贵在坚持，时间可能会长一些。"李阿姨说时间长不要紧，只要能够治好这个毛病，她就会坚持下去。

外公说这个方法原料很简单，就是实行起来比较麻烦，将桔梗根磨碎了敷在脚底，然后睡上一夜，第二天就会消肿。外公特意强调，最好是连续敷一个月，这样才能将身体的疲惫感完全消除掉。

李阿姨道了谢就回去了，一个月以后兴高采烈地来找外公，说用了外公的方法，结果身体的疼痛感全部消失了。

【外公说中医】

外公说，若是膝盖以下发生疲劳的症状，还不是关节炎、风湿疾病等问题造成的，那么多半就是由低血压造成的了，还有可能是血液循环不畅通导致的。所以症状很轻的患者，平时减少水分的摄取是没有问题的，但若是长时间的患者，那么就需要长时间的治疗了，控水已经不能够完全控制，只能借助一些药物来治疗。

脚部疲劳或者是浮肿，那多半是晌午之后才会出现的症状，所以也可以将双脚抬高，让血液倒立循环，这样也可以减轻浮肿。

外公还说，在双脚感到非常疲劳的时候，也可以将蓖麻的种子和石蒜的球茎混合在一起，研磨碎，这样就可以治疗脚部的浮肿和疲劳。老姜也有驱寒、祛疲劳的作用，因此将老姜磨碎，与桔梗根混合在一起敷在脚底的凹处，也可以起到抗击疲劳、减轻浮肿的作用。

外公告诉我，桔梗的作用也有很多，例如桔梗有祛痰、镇咳、平喘作用。桔梗中含有的水和醇都有很明显的降血糖的作用。桔梗根还可以有效地治疗胃溃疡。桔梗还能够抗击炎症和增强免疫力，并且能够很有效地降低胆固醇；能够消除身体的疼痛；能够降低血压以及心率，防止心脏病突发症状。此外，桔梗还是一种很有效的杀菌剂，对多种细菌疾病都有抗击的作用。

» 天麻：头晕目眩的时候可用它

【偏方一】

天麻粉。

【食　材】

天麻，水。

【做　法】

将天麻研磨成细细的粉，然后与水一起服下，一日两次即可。

【偏方二】

水煎天麻。

【食　材】

天麻，水。

【做　法】

取天麻 6 克，然后加入一大碗水，放在砂锅中煎成半碗，然后再放入半碗水，煎至小半碗水的时候服用即可，一日两次。

【外公问诊记】

今天同事来到外公家，说是有些事情要请教外公，事情是这样的，同事是一个孝顺的孩子，但是自己的父亲常年被头晕目眩困扰着，因此她也非常着急。

同事说，以前还好，现在父亲在走路的时候都有晕倒的现象，吃了很多中药也无济于事，并且头晕的时候还会感觉到头痛，针灸也试过了，甚至去大医院做了检查，也没有检查出什么毛病，所以，同事和同事的母亲非常担心，于是问问外公有没有治疗头晕头痛的小偏方。

外公说："你父亲这种病症从什么时候开始的？有多长时间了？"同事回答说："已经十几年了。"外公说："这种病症已经深入到神经的内部，想要祛病除根，那么方法就要烦琐一点儿，你们要有照顾老人的恒心才可以啊。"同事连忙点头。

外公告诉她，效果好的方法就是将天麻放进砂锅中，加入一大碗水，放在砂锅中煎成半碗，然后再放入半碗水，煎至小半碗水的时候服用即可，一日两次。这个是效果比较明显的方法，也是见效比较快的方法，还有一种方法相对来说就比较简单了，就是将天麻研磨成细细的粉末，然后用水冲服，这种方法不能够将天麻的药效完全释放，因此见效会比较慢一些。

同事听了以后，说要用第一种。过了一个多月，同事便陪着她的父亲过来了，她的父亲连忙道谢，说自从服用了煎服的天麻，头晕、头痛的病症已经得到了缓解，相信长期服用就会完全治好。

【外公说中医】

外公说，天麻对多种原因导致的老年人头晕目眩都是非常有疗效的，并且还可以治疗老年人经常发作的高血压和神经衰弱等疾病。

若是头痛、头晕目眩等疾病全部都出现了，那么每日就需要15克的天麻来煎服，同时还要配上一只童雌鸡一起炖服，效果会更好。

天麻是一种非常珍贵的药用植物，性味甘平，有很好的熄风定惊的作用，因此能够治疗中老年人因偏头痛引起的头晕目眩等症状，还可以治疗失眠多梦的症状，现在天麻在我国的各地都有栽培，但是野生的天麻已经因为环境的破坏变得越来越稀有，有些地方已经快灭绝了。

外公还说，如果病人见津液衰少、血虚、阴虚等，那么都可以用天麻来作为补药。在煎服的时候，煎药时间不宜太久，这是因为天麻的主要成分是天麻甙，在遇到极热的时候非常容易挥发，这样天麻就会失去原本镇痛的药效，与其他药物混合也不会出现效果。所以，天麻最好还是先用少量的清水浸泡干净，等到已经软化的时候，晾干或晒干研末，用煎好的汤药冲服，或研末入丸，散服用。

» 桑葚子酸枣仁：经常吃，可以缓解气虚失眠的症状

【偏方一】

炒酸枣仁。

【食　材】

酸枣仁 20 颗，白糖适量。

【做　法】

将 20 颗酸枣仁炒至半成熟，然后细细地研成粉末，加入少量白糖搅拌均匀，每次睡觉前用温水送服。

【偏方二】

桑葚子酸枣仁。

【食　材】

桑葚子 20 克，酸枣仁 5 克。

【做　法】

将桑葚子和酸枣仁放在一起，用水煎服即可，一日 2 次。

【外公问诊记】

今天来了一位中年的妇女，很时尚，戴着墨镜，给人一种很高贵的感觉，

但是这个女人摘下墨镜的时候，我看到了很浓重的黑眼圈，这个女人的两眼之间带着疲惫。

外公说："坐吧。"女人应声坐下，对外公说："这已经是老毛病了，经常晚上睡不着觉，即使睡着了，也会做很多梦，以前听说了一个方子，用罗汉果、银耳、党参、山药、龙眼肉、莲子、红枣各10克，一起炖了服下，最开始的时候有一定的效果，但是后来效果就越来越不明显了，于是我开始服用少量的安眠药，现在连安眠药也失效了，我的记忆力也逐渐减退了，我真的很苦恼，您看看有没有什么方子治一治我的失眠症？"

外公说："其实想要治疗你这个病症，并不需要非常麻烦的方子。用桑葚子和酸枣仁就完全可以治疗了。"然后外公告诉这个女人，将20颗酸枣仁炒至半成熟，然后细细地研成粉末，加入少量的白糖搅拌均匀，每次睡觉前用温水送服，这样就可以有效地治疗失眠。还有一个方法，就是桑葚子和酸枣仁放在一起，用水煎服即可，一日2次，也可以有效地治疗失眠。

女人道了谢，就回去了，过了一个月，这个女人又来到了外公家，这次她没有戴墨镜，看着面色非常红润，黑眼圈也消失了。外公跟她说，以后不要太劳累，以免病情复发，不要太在意什么事情，这样晚上才能睡安稳的觉。

【外公说中医】

外公说，对于经常失眠的人，使用小剂量的安眠药，在短期之内还是会有一定的效果的，但是时间长了以后，效果就不明显了，这是因为身体已经产生了抗药性，所以失眠时不可以过多地依赖药物。

这种失眠的症状最好还是用中药调理来根治。外公告诉我，酸枣仁含有大量的脂肪酸和蛋白质，因此能够很好地降低血压和调节神经。也可以用酸枣仁来煮粥，口感酸甜，人们也喜欢吃。

还要注意的就是，在炒酸枣仁的时候，不可以炒得太过，太过了酸枣仁中的成分就会流失，这样会影响食用的效果。

外公还说，早在两千多年前，中国的皇帝就开始用桑葚补自己的身子了。因为桑葚的生长环境非常特殊，并且大多是野生的，没有任何的污染，所以桑葚的营养价值是非常高的。

桑葚含有丰富的营养成分，包括活性蛋白、维生素、氨基酸、胡萝卜素、矿物质等，都具有非常好的功效，经常吃桑葚能提高人体的免疫力，还可以延缓衰老，有美容养颜的功效，并且桑葚还有抗击疲劳的作用。

桑葚对人体的脾脏是非常有效果的补品，还可以增强血液循环，防止动脉硬化，增强新陈代谢。经常吃桑葚还可以促进红细胞的生成，有效地治疗贫血、血亏等症状。适量地食用一些桑葚，还可以防止失眠多梦的症状，这就有效地保证了中老年人的身体健康。

» 生姜擦牙龈：治疗面神经炎有奇效

【偏方名】

生姜擦牙龈。

【食　材】

生姜。

【做　法】

将新鲜的生姜切开，然后用生姜的切口处摩擦患侧上下牙齿，要让生姜切口反复左右交替地摩擦牙龈，直到牙龈有灼烧感为止，每天 2～3 次，坚持半个月即可。

【外公问诊记】

今天来找外公看病的人，是一位面部神经炎患者，虽然不是非常严重，但是时不时就会突然发作。有时候赶上商业会谈，神经炎发作，然后面部就会不听使唤，这是件非常让人难为情的事情，因此这个病人希望能够尽快治好这个疾病。

这个病人向外公诉苦，说自己很多的生意都是因为在洽谈的时候，出现了这个问题，才失去合作机会的。外公听了之后说，这个其实不是什么大病，主要就是没有用对治疗的办法。

其实这个病症用生姜就可以治疗，将新鲜的生姜切开，然后用生姜的切口处摩擦患侧上下牙齿，要让生姜的切口反复交替摩擦牙龈，直到牙龈有灼烧感为止，每天2次或3次，坚持半个月即可。

这个人听了以后，还是半信半疑的，外公就对他说，这个方子是挺有效的，但是贵在坚持，愿不愿意相信全在他自己，这个男人就说回去试一试。

果然，半个月以后，这个人又回来找外公了，说上次的方子很见效，自己的神经炎已经好了很多，犯病的时候也少了，还要给外公一大笔治疗费，但是被外公笑着推脱了。

【外公说中医】

外公说，面部神经炎也可以称为"面部神经麻痹"，俗称"面瘫""歪歪嘴"，因为发病时患者的口角会斜在一边，连基本的面部表情都不能做，也被称为"毁容病"。面部神经炎发作时，状态非常不雅观，因此，很多人心理都会有严重的心理负担。

生姜性温，有兴奋、温暖等作用。用生姜摩擦患侧的牙龈，可促进血液的循环，恢复血管弹性，改善面部毛细血管的微循环能力，从而刺激面部的神经，促进神经的修复和再生。一般2周左右，就能明显改善面部歪斜的症状，1个月左右就能治好。

不过，外公还说，如果1个月都没有明显效果，就要做好长期治疗的心理准备。有时候治疗1～2年才能好也是很正常的事。只要能坚持治疗，就有可能痊愈，千万不要觉得一时半会儿治不好就放弃了。

生姜的作用还有很多。经常食用生姜，可以减少心脏病和中风的发病率，生姜还可以治疗感冒伤风等病症，民间就有这样的说法："三片生姜一根葱，不怕感冒和伤风。"同时生姜还可以帮助病人发汗和排尿，有助于人体排出身体中的毒素，所以可以有效地治疗因为关节炎引起的病痛及风湿等病症。

外公还说，即使在夏季也不能忘记吃生姜，因为夏天是细菌最活跃的时候，非常容易诱发一些病症，如腹痛、腹泻或者是食物中毒等。因此多吃生姜会有一定的预防作用。

并且生姜还有一些抗拒药物的作用，因此对消化道的消化功能也有一定的增强效果。

外公特别强调，腐烂的生姜是不能吃的，因为会产生一些毒素导致癌症的发生，但是有些人就会认为"烂姜不烂味"，这样的想法是非常危险的，这是因为腐烂的生姜中有大量的毒素，若是经常食用就会发生肠道癌或者是胃癌。 虽然人们在夏天的时候吃生姜，对身体是非常有益处的，但是也要适量食用，这是因为夏天的天气非常炎热，人们容易口干舌燥，但是生姜性辛温，是一种热性的食物，所以在夏天的时候，一般就是在炒菜的时候放几片生姜就好了。

» 盐水泡脚：缓解脚酸、脚痛、脚疲劳

【偏方名】

盐水泡脚。

【食　材】

盐，热水。

【做　法】

在盆子里倒大半盆的热水，放入5勺食盐，充分搅拌，将双脚泡进热水中，一直泡到脚脖子，每天泡5分钟即可。

【外公问诊记】

某天，来了一位年龄不算很大的中年妇女，长相甜美，她说自己是一位专柜的导购，因为每天都站着，长期下来脚就会变得酸痛无比，起初她将自己的双脚抬高，让血液循环，但是长时间这样做，效果却越来越不明显了，所以每天都会觉得腿很疼，尤其是上楼梯的时候，关节就像是裂开了一样，因此前来请求外公的帮助。

外公就问她平时走路的时候多不多，女人回答说，基本上一天都是站着和走路，因此每天腿都会非常疼。

外公说："你这种情况主要就是因为走路过多，身体中分泌的乳酸太多造成的，是一种脚酸和脚疲劳的症状，这种症状只要消除疲劳就好了。"于是外公告诉她，用盐水泡脚的方法就可以消除疲劳，具体的做法是，在盆子里倒大半盆的热水，再放入 5 勺食盐，然后充分搅拌，将双脚泡进热水中，一直泡到脚脖子，每天泡五分钟即可。这样反复地坚持几天，就可以达到预期的效果。

这个女人回去试了试，半个月后，她对外公说，自己双脚的疲劳感没有了，现在每天仍在坚持泡脚，这样每天上班都轻轻松松的，再也不会感觉骨头断裂的疼痛了。

【外公说中医】

外公说，人体中的水分主要是通过汗液和尿液排泄的，也有少量的水分从呼吸和大便中排泄出来，若是人体摄入了大量的水分，但是没有及时地排出来，那么人体中多余的水分就会因为走路的时间过长或是站的时间太久而慢慢地寄存在脚部，这样双脚就会变得非常疲劳，并且伴随着酸痛的感觉，还有一些人是因为自身有低血压的症状，或者是身体中的循环系统不好，而造成这样的病痛。

用浓盐水浸泡双脚，可以消除双脚中的一部分水毒，只要水毒消除，那么就会缓解双脚的疲劳，但是这个方法并不是对所有人都有用，例如在高温下工作，大热天还在劳作的人们，还有运动员是不起效果的，而对于一般的员工和家庭主妇来说，这个方法是非常有效的。

外公还说，盐含有大量的钠元素，对人体来说，钠是非常重要的元素，因为它能够有效地促进人体蛋白质的合成，还能有效地调节身体中的激素对细胞的损害，防止肌肉收缩。

"人不可一日无盐"说的就是这个道理。盐是生活中不可缺少的一部分，在平时炒菜的时候必须要放的就是盐，但是外公提醒说，每天摄取盐的量不能太多，因为若是经常食用大量的食盐，身体中的血液就会变得黏稠，更容易堵塞，所以，盐分虽然是身体中不可缺少的元素，但是也要适量。

» 饭后揉肚子：心绞痛的毛病不再犯

【偏方名】

揉肚子。

【部　位】

肚脐。

【做　法】

先将双手放在肚脐上，以肚脐为中心，按照顺时针方向转圈，一圈圈揉搓，将整个肚子揉搓一圈。每天三餐之间反复做 40 次，抚摸完之后再吃饭，饭后按揉不少于 10 次。

【外公问诊记】

今天一位八十六岁的老奶奶来外公这里看病，这个老奶奶说，自己在六十岁的时候就被确诊为冠心病，后来越来越严重，最后做了冠状动脉搭桥术，但是手术一年后，她又因为胸闷、胸痛而住院。住院用药后，老奶奶的病情依然不见好，胸闷、胸痛发作的病症并没有减轻。心脏科医生建议做第二次心脏搭桥手术，老人家当时就拒绝了，她觉得自己这把年纪禁不住这般折腾。后来，经过别人的介绍找到外公，让外公帮她治病。

外公问清楚她的病情之后，知道老人发病是有一定规律的，每次发病都是在吃完饭以后。老人的胃口本来就不好，吃的食物也不多，但每次吃完食物就觉得胸痛、胸闷。如果不及时吃治疗的药物，疼痛的感觉会持续一个多小时。

外公说："您的病如此严重，与您胃口的关系非常大。我教您一个揉肚子的方法，先把双手放在肚脐上，以肚脐为中心，按照顺时针方向转圈，一圈圈揉搓，将整个肚子揉搓一圈。每天三餐之间反复做 40 次，抚摸完之后再吃饭，饭后按揉不少于 10 次。这样坚持一个月试试吧。"

老人说自己愿意试试就回去了。才过了一个星期，老人的儿女就打电话来说，老人的病症已经好了很多，现在依旧是在每天揉肚子，相信不久以后就会痊愈。

【外公说中医】

外公说，从中医角度来说，老人属于脾胃虚弱。脾胃乃后天之本，气血生化之源，若是脾胃虚弱，就会"气血生化无源"，进而导致气血虚弱。心脏没有气血的供养，则出现了"不荣则痛"。另一方面，从中医理论来讲，脾胃还主管人体的运化，脾胃虚弱则水聚为痰，痰阻则气滞，气滞则血瘀，最终将心脏的脉络阻滞，导致"不通则痛"。总之，脾胃与心脏的关系非常大，中医上讲"有胃气则生，无胃气则死"，更说明了脾胃对人体的重要性。

从现代医学的角度对老人的病情进行解释，形象点说，是因为老人的消化功能本来就很弱，吃饭少，血液之中能够吸收的营养自然也很少，心脏细胞无法得到充足的营养，处于"饥饿"的状态。一吃饭，人体内的大量血液就会聚集到肠道之中（我们吃完饭后，总会感觉脑子是迟钝的，主要是因为大量的血液在胃肠道堆积，令脑部供血减少），结果心脏获得的营养自然就少很多。于是，心脏就会向大脑发出信号，心脏出现发闷、发痛。因为老人家的消化吸收功能弱，因此血液需要很长的时间聚集在胃肠道附近，以求运走更多的营养物质，所以老奶奶吃完饭之后，要一个多小时以后，等血液不再聚集在胃肠道上，胸痛、胸闷的症状才会得到缓解。

而且揉肚子就是对"脾胃"进行"滋补"。肚子上的很多穴位都是主管胃肠道的。输注脏器真气进入人体前部的穴位。揉肚子可以对这些穴位进行刺激，从而调胃理脾，帮助胃肠蠕动，增强消化吸收功能。这个效果已经得到了证实。

» 红枣黑豆配黄芪：虚汗多汗全消失

【偏方一】

红枣黑豆配黄芪。

【食　材】

黑豆50克，红枣20枚，黄芪30克。

【做　法】

黑豆50克，红枣20枚，黄芪30克，加水适量，武火开锅后以文火熬30分钟，倒出药汁；重新放入水液重新熬制，将两次使用的药汁进行混合，约有1碗。这是一天服用的剂量，10天为1个疗程。

【偏方二】

红枣配乌梅。

【食　材】

红枣10枚，乌梅7克，浮小麦15克。

【做　法】

将红枣、乌梅、浮小麦用纱布包包好煎煮，加糖调服。每日1次，半个月为一个疗程。

【外公问诊记】

白女士今天来到了外公的诊所，说是因为"出汗问题"向外公咨询，她自己叙述说最近两个月她一直出汗，天气已经是极为凉爽了，她却还是挥汗如雨，稍作活动则加剧，而且晚上有非常严重的盗汗症状。特别是近来一周，每次大汗淋漓之后都会感觉到胸闷心慌。

白女士今年不过四十多岁，不久之前被提拔为公司的策划总监，每天不是忙着各种策划方案的制订和撰写，就是在拟定公司会议的章程，工作节奏非常快，不要说是正常的锻炼，连正常的吃饭、睡眠都保证不了。

因此，白女士的身体就越来越不好，出现盗汗的症状，想问问外公要怎么解决。

外公说，这个主要就是因为最近身心疲惫造成的，所以想要治好就需要使用自己的偏方，那就是红枣乌梅汤。将红枣10枚，乌梅7克，浮小麦15克，用纱布包包好煎煮，加糖调服。每日1次，连续服用半个月即可。

白女士听了外公的话，回去之后开始服用，半个月以后来电话说，自己已经不出汗了。

【外公说中医】

外公说，《素问·生气通天论》记载："汗出偏沮，使人偏枯。"与白女士的症状非常相符。

白女士之所以会出现气虚的状态，是因为长期过度劳累，日常饮食和作息不规律，加之最近承受非常巨大的压力，精神紧张焦虑，极容易造成体力与脑力的共同失衡。如果这个时候身体得不到休息，就会造成体内气血偏衰，从而出现了白女士上述的症状。现代医学认为交感神经和副交感神经的功能性紊乱都会导致人体汗液大量流出体外，而白女士长期坐办公室，其神经、脊髓等方面都出现了非常严重的问题，出现自汗和盗汗是极为正常的生理反应。

出汗是一种非常常见的生理现象，但多汗则是身体出现疾病的预兆，如自汗、盗汗等。自汗是一种不因天气炎热、劳累活动及穿衣过暖以及服用发散药物等而出汗的表现。盗汗一般为入睡之后出汗，醒来以后汗也随之停止的现象。

红枣可以滋补气血是人人都知道的事情，红枣健脾和胃，含有丰富的蛋白质、糖类、脂肪、胡萝卜素、各种维生素以及钙、磷、铁和环磷酸腺苷等营养成分，可以消除身体疲劳，增加心肌收缩力，是倦怠无力、气血缺失的良药。

黑豆也含有很多的营养成分，其最主要的功效就是健脾止汗、滋阴补肾。黄芪是经常可以用到的药材，《本草备要》记载："（黄芪）生用固表，无汗能发，有汗能止……"所以说，黄芪是固表止汗、补气益中的良药。

外公还说，多汗与神经系统是相关联的，在调养的过程中也应该注意对高血脂、动脉硬化、颈椎病、冠心病等相应疾病及时预防。饮食要合理，低脂肪、少盐、低胆固醇，多吃一些水果蔬菜，戒除烟酒等。

» 醋和生姜：晨起漱漱口，治好牙周炎

【偏方一】

醋兑开水。

【食　材】

醋 50 毫升，白开水适量。

【做　法】

用 50 毫升的醋对上凉白开漱口，持续 2 个星期。

【偏方二】

含漱生姜水。

【食　材】

生姜片。

【做　法】

将适量生姜水煎好，用于每天早晨的漱口，甚至以生姜水代茶喝。

【外公问诊记】

今天孙女士来到外公的诊所，她说自己患有牙周炎，非常疼，外公检查了孙女士的口腔，对孙女士说她的牙龈已经肿得老高，牙根开始松软，轻压牙齿，牙龈当中还有脓液溢出来，这就是牙周炎。孙女士对外公说，她前些天在刷牙的时候发现牙龈出血很严重，但是没有疼痛感，便没有放在心上，今天吃饭时感觉牙龈有一些松动，咀嚼食物的时候感觉非常的胀满，这才想到是不是牙龈发炎了。

孙女士还对外公说，她今年已经四十岁了，一直从事市场营销的工作，外出出差已经成为家常便饭，按照正常的作息时间对她来说是一个奢望。这段时间的市场竞争压力非常大，因此她每天都在熬夜，忙得不可开交，气血两虚，出差的时候，也很难注意到口腔的问题，所以没有注意保护自己的牙齿，才会出现这样的问题。因此孙女士非常担心，这样自己的牙龈会不会坏死，

让外公给她开一个方子。

外公就给她开了一个小药方：用50毫升的醋兑上凉白开水漱口，持续2个星期。

孙女士听完后非常开心，立马就回去试验了，不到半个月，孙女士又回来说，自己的牙周炎已经完全好了，真的是非常感谢外公的方子。

【外公说中医】

外公对我说，牙周炎通常都是由牙龈炎引起的，一般是由细菌感染而导致牙龈、牙周膜、牙槽骨以及牙骨质部位的慢性破坏性病损，最终导致炎症。随着时间的增长，牙齿会逐渐地松动，便导致了成人的牙齿丧失。中医认为，牙齿需要气血的濡养，肾阴亏虚、胃火上蒸、气血不足等情况都会造成牙周炎。

《本草经疏》记载，醋"酸能敛壅热，温能行逆血"，因此醋起到消食开胃、消肿软坚的作用。醋含有琥珀酸、醋酸、山梨糖、柠檬酸、维生素 B_1、维生素 B_2 和烟酸、高级醇类等成分，可以起到杀灭流感病毒的作用，对肺炎双球菌、白色葡萄球菌、甲型链球菌、卡他球菌、流感杆菌有着极强的抑制作用，用醋杀菌是居家比较常用的方法。方中使用凉白开可以淡化醋的酸味，而水中的矿物质可以起到辅助治疗的作用，如果换成山泉水效果会更好。

此外，含漱生姜水也能起到相同的功效。将适量生姜水煎好，用于每天早晨漱口，甚至以生姜水代茶喝。根据科学研究发现，生姜含有抗菌成分，可以抑制细菌的生长繁殖，对于各种臃肿疮毒有治疗作用。

外公还说，有些人觉得生姜与醋都有很强的刺激性味道，可以用金银花代替。金银花从古至今都被奉为解毒清热的良药，它性甘寒，清热但是并不伤脾胃，能够正气祛邪。

牙周炎的防治其实极为简单，大家在日常生活中必须注意保养，每两三个月就应该更换一次牙刷，养成非常好的饮食习惯，多吃富含维生素的蔬菜。

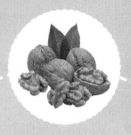

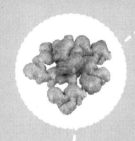

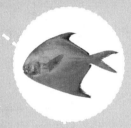

第六章

中老年男人小偏方，强身健体疗效高

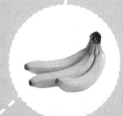

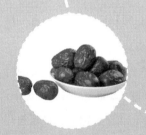

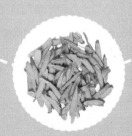

» 丹参红花酒：补肾壮阳的神奇药酒

【偏　方】

丹参红花酒。

【食　材】

丹参 60 克，红花 15 克，白酒 500 克。

【做　法】

将丹参、红花放在白酒中浸泡，每日饮用 1～2 杯即可。

【外公问诊记】

外公的诊所来了一个五十多岁的病人，前一阵子患有心绞痛，康复了之后医生让他一直服用阿司匹林，这是防止复发的。但是这个老人前几天看报纸，上面说长期服用阿司匹林很有可能出现胃出血，于是他很害怕，说什么都不喝这个药物了，让外公换一种药物。

外公听了以后就给这位患者推荐了丹参红花酒，让他将 60 克丹参，15克红花与 500 克白酒浸泡在一起，每天饮用一杯或两杯即可。

这位老人听了外公的话，回去开始使用这个小药方。半年之后再回来的时候，非常兴奋地对外公说，这个药物不仅可以预防心绞痛，竟然还有壮阳的作用，并且说自己很早就已经开始阳痿了，但是觉得自己年纪大了，所以就没重视，现在竟然不用吃其他的壮阳药物了。

【外公说中医】

外公说他的阳痿类型是血管性的，所以服用丹参红花酒才有疗效。即使没有专业的医学知识，普通人也知道，阴茎的勃起主要是依靠血液流进阴茎的海绵体里，海绵体充血之后胀大。根据现代医学表明，约有一半的阳痿男性是因为阴茎血管病变引起的，由于血管狭窄，致使血液不能很快地流入阴茎之中。阳痿其实也是心血管疾病、脑血管疾病的一个预警信号，因为阳痿患者阴茎的微小血管已经出现了病变，致使血液不能迅速流动；再继续发展下去，就轮到心脏、大脑这些重要器官出现病变，血管狭窄不通，最终出现脑梗死、冠心病等心脑血管疾病。

血管狭窄，中医称之为血瘀，而丹参红花酒的作用就是活血化瘀。它不仅对冠心病有预防作用，而且能有效地帮助心脏血管活血化瘀，久而久之，也将阴茎部位的血管活血化瘀了。有医者曾经利用丹参红花注射液治疗高血压患者，当时非常有趣，有 5 位患者主动说，阳痿的症状也基本消失了。

其实，可能很多人不知道，治疗阳痿的伟哥最早也是治疗心脑血管疾病的。最开始的时候伟哥作为治疗冠心病的药物进行研究，研究者原本的意思是有效地扩张心脏的动脉血管，凭此来治疗冠心病。这个药用在动物身上有效，就开始在人体上试验，为一些老年冠心病患者免费赠药，然后观察疗效。试验期长达三年，这个药并没有对冠心病起到作用，但让人意想不到的是，让原本患有阳痿的老年人重振雄风，于是研究者开始沿着这个方向研究出了伟哥。

当然，外公并非是想夸耀丹参红花酒的功效，不过它不仅可以疏通阻塞的血管，还能对阳痿起到辅助治疗的作用，一举两得。

» 调节气息：放松身心，克服心理障碍，重拾性能力

【偏方一】

开通八脉法。

【做 法】

站立，全身放松，两脚距离与肩同宽，用舌尖轻舔上颚，闭目片刻；睁开眼睛望肚脐下位置（即丹田），保证呼吸均匀，等全身的气血逐渐平和，闭目，将全身意念集中在会阴处（肛门与生殖器之间的区域）。接下来，采用呼气与吸气的方法进行锻炼。

第一步：吸气。将气息倒入会阴尾骨，然后以意念引导从督脉进入头顶百会穴。

第二步：呼气。气从头顶处进入会阴穴。

第三步：吸气。气从会阴流转到肚脐处，然后分成左右两支，连接带脉进入背后两腰眼，然后直接进入两肩井穴。

第四步：呼气。气从两肩处下入到阳腧脉，由手背到中指再到手心的劳宫穴。

第五步：吸气。气从劳宫穴缓缓而出，然后沿两臂内侧的阴腧脉，回两乳向下。

第六步：呼气。双气从两乳而下，到带脉到肚脐处汇合，最后到会阴穴。

第七步：吸气。气从会阴穴直接到心下，冲脉，但气不过心。

第八步：呼气。气到会阴处，分为左右两支沿着两腿外侧的阳跷脉，然后从足背直达足心的涌泉穴。

第九步：吸气。气息从涌泉穴而出，从两腿内侧的阴跷脉上，经过会阴处进入丹田。

第十步：呼气。气从丹田进入会阴穴。做完以上的呼吸动作以后，屏息凝神片刻，再继续进行，每日重复几次。

【偏方二】

热毛巾搓滚阴茎锻炼法。

【做　法】

用热毛巾对阴茎和睾丸进行热敷，等阴茎勃起以后，再用毛巾卷住阴茎搓热，力量逐渐增大，动作逐渐加快；出现快感时，可以放慢速度以及减小力量，即将射精以前撤掉毛巾，蹲坐在马桶上，屏气缩肛，并做排尿动作，有尿尽量排出。

【外公问诊记】

最近隔壁小区的赵先生来找外公，说是经过朋友的介绍才来找外公的。他说他最近总感觉力不从心，时而早泄时而阳痿。为此，他花钱买了不少中西药，吃过药以后就能坚持下来，但一停吃就不行了。

外公给他做了细致的检查，然后对他说他的身体并没有什么大碍，然后又问到了他的工作。赵先生承受着巨大的工作压力，并且要经常加班，还经常被领导训斥，他的性格内向，无以宣泄，结果越来越焦虑烦躁，长此以往造成了性功能障碍。

外公说，这个病症并不能够对身体构成威胁，其实每天做一点操就好了，具体的做法就是站立，全身放松，两脚距离与肩同宽，用舌尖轻舔上颚，闭目片刻；睁开眼睛望肚脐下位置（即丹田），保证呼吸均匀，等全身的气血逐渐平和，闭目，将全身意念集中在会阴处（肛门与生殖器之间的区域）。接下来，采用呼气与吸气的方法进行锻炼。

第一步：吸气。将气息倒入会阴尾骨，然后以意念引导从督脉进入头顶百会穴。

第二步：呼气。气从头顶处进入会阴穴。

第三步：吸气。气从会阴流转到肚脐处，然后分成左右两支，连接带脉进入背后两腰眼，然后直接进入两肩井穴。

第四步：呼气。气从两肩处下入到阳腧脉，由手背到中指再到手心的劳宫穴。

第五步：吸气。气从劳宫穴缓缓而出，然后沿两臂内侧的阴腧脉，回两乳向下。

第六步：呼气。双气从两乳而下，到带脉到肚脐处汇合，最后到会阴穴。

第七步：吸气。气从会阴穴直接到心下，冲脉，但气不过心。

第八步：呼气。气到会阴处，分为左右两支沿着两腿外侧的阳跷脉，然后从足背直达足心的涌泉穴。

第九步：吸气。气息从涌泉穴而出，从两腿内侧的阴跷脉上，经过会阴处进入丹田。

第十步：呼气。气从丹田进入会阴穴。做完以上的呼吸动作以后，屏息凝神片刻，再继续进行，每日重复几次。

若是觉得这个方法太烦琐，那么还有简单的方法，那就是用热毛巾对阴茎和睾丸进行热敷，等阴茎勃起以后，再用毛巾卷住阴茎搓热，力量逐渐增大，动作逐渐加快；出现快感时，可以放慢速度以及减小力量，即将射精以前撤掉毛巾，蹲坐在马桶上，屏气缩肛，并做排尿动作，有尿尽量排出。

也可以这两个方法交替使用，那么就可以治疗赵先生的疾病了。

赵先生听了以后，就说回去试试，过了几天打电话来说，症状得到了缓解，现在自己比以前精神多了。

【外公说中医】

外公说，人在遭受巨大的压力的时候，性欲、恐惧、食欲、攻击都是对人影响比较严重的恐慌，它们在大脑中都属于一个神经通路，也就是边缘系统。恐惧、食欲、攻击这三种因素变化，会对性功能造成影响。当一个人的生活极为安逸、舒适，他的恐惧、食欲、攻击冲动都是非常弱的，从而较容易形成性冲动，并出现兴奋感。但是赵先生这种情况，是因为工作以及生活压力，他的其他几个方面的冲动比较强，从而压制了性欲冲动。另外，长期处于紧张状态会降低人体内的雄性激素，这种病情更容易被人理解。人在紧张、恐惧、焦虑的状态下，最先减弱的就是性功能，这个状况已经被试验证实了。

找到了赵先生的病症原因，那么就可以对症下药了。

上面两个方法的原理就是通过刺激使性器官强行勃起，一方面就是改善性传输神经功能，使性中枢兴奋，释放被长期压抑的性冲动；另一方面这也是一种心理安慰，让患者对自己的性功能充满信心，消除自身的心理障碍。临床上有一种治疗阳痿的机器，就是采用真空负压的方法，直接让阴茎充血膨胀而起到治疗的作用，与热毛巾热敷方法非常相近。

这两个方法做起比较容易，也很隐蔽，会让患者的信心大增，就会像以前一样勃起了。

» 用热水泡山楂：使尿道平滑肌松弛，有助于治疗前列腺炎

【偏方一】
山楂水。
【食 材】
山楂 100 克，水。
【做 法】
每天取 100 克山楂，用水泡开，当茶饮用。

【偏方二】

小腹按摩法。

【部　位】

肚脐，双手。

【做　法】

每天起床和睡觉之前，首先将小便排出，然后平卧，并且将腿曲起来，让自己的小腹放松。将双手搓热，右手放在肚脐的下方，然后将左手放在右手上，按照顺时针的方向缓慢地按摩。

【外公问诊记】

隔壁的小张来到外公的诊所，向外公叙述了自己的苦恼。小张今年四十多岁了，两年前患了前列腺炎，因此时常会感觉到下腹有隐隐作痛的感觉，还伴随着尿频尿急的症状。小张说他去过很多家医院，打了消炎针，但是只是管一时，过几天又复发了，他也吃过很多的消炎药，但是依旧会复发，治标不治本，不能够完全根除。

其中还有一点儿令小张非常苦恼，那就是这个病症不仅仅是自己难受，还严重地影响了夫妻生活，他的妻子甚至怀疑他有外遇，因此非常苦恼。

外公说，这并不是什么大的病症，相反，想要治疗也是非常容易的，只是时间的问题，关键是要长期坚持下来。小张表示只要能将这个病症治好，时间就不是问题，因为他已经被这个病症折磨了两年多了。

外公说，有一种食疗的方法，那就是喝山楂水，每天取 100 克山楂，用水泡开，当茶饮。但是这种方法见效并不是很快，最好还是配合一定的按摩方法，具体的按摩方法是这样的：在每天起床和睡觉前，首先要将小便排出，然后平卧，并且将腿曲起来，让自己的小腹放松。将双手搓热，右手放在肚脐的下方，然后将左手放在右手上，按照顺时针的方向缓慢地按摩。这样两种方法相互配合，这种病症很快就可以治好了。

小张听了以后非常高兴，因为这种方法不用打针不用吃药，简简单单地就可以治疗，还不用花费很多冤枉钱。于是赶紧准备材料，回家开始治疗。果然半个月以后，小张再来到外公的诊所，激动地对外公说："这个方法太有效了，现在已经感觉不到疼痛，并且我和妻子说了实情，妻子很体谅我，每天晚上还帮我做脚底按摩呢。感觉现在的病痛正在一点点地消失。"

外公看见小张那么开心的笑脸，也笑了。

【外公说中医】

外公说，山楂含有一种叫作槲皮素的物质，这种物质能够起到很好的消炎、抗水肿、促进尿道平滑肌松弛的作用，是治疗慢性前列腺炎的最佳药物。

慢性前列腺炎可以分为两种，一种是细菌性的前列腺炎，还有一种是非细菌性的前列腺炎。细菌性的前列腺炎在我国出现的很少，因此非细菌性的前列腺炎就是男人们的痛处了，因此这种病症就可以用山楂来治疗。

外公还说，山楂的作用有很多，其中还有抗癌的作用，这是因为山楂含有大量的黄酮。并且其中还含有一种叫牡荆素的化合物（即牡荆碱），这些物质都有抗击癌症的作用。山楂中有一种提取物，这种物质可以有效地抑制亚硝胺的合成，因此就会有效地防止肠道癌的发生。用山楂煎成水还可以增强一些器官的生命，防止身体中出现变异的细胞，组织细胞老化。山楂核煎水也是女人们的良药，可以防止子宫癌的发生，并且山楂还有很强的抗菌功能，山楂生吃就可以起到一定的抗菌作用。此外，山楂还有抑制积食，防止血块堵塞的作用，可以有效地防止老年人出现消化不良的症状。

此外，除了山楂，还有很多的物质含有槲皮素，例如银杏叶、洋葱和绿茶等。

外公说之所以会用这种按摩肚子的方法，是因为这种方法对腹部的穴位有一定的刺激作用，因此就会达到一定的治疗效果，这种做法虽然麻烦了一些，但只要每天都坚持做，那么不仅仅能够治疗前列腺炎，还会让身心更加健康。

» 每天吃生蚝：治疗精子量少，增强性能力，提高免疫力

【偏方名】

生蚝壮阳法。

【食　材】

生蚝 2 个。

【做　法】

将生蚝洗干净，可以蒸，可以煎，可以炒，每天吃，1 个月是一个疗程。

【外公问诊记】

今天有一个中年人来到外公这里，说自己已经结婚十多年了，但是却迟迟没有孩子，他的体质本来就非常虚弱，基本上每个月都要有一次重感冒，现在还有不育的症状，去了很多大医院，医院说主要是因为他的精少才导致不育的，吃过很多的中药，甚至连针灸都做了，前妻受不了没有孩子的痛苦已经离婚了。前几个月，这个中年男子又娶了一位太太，相对还是比较年轻的，但是这几个月下来，太太的肚子还是没有动静，因此这个中年男子非常着急。

外公说，这种事情自己也没有把握能够完全治疗好，因此就给他开一个方子试试，好不好还要看他自己的体质。中年男子说，只要有方子，他就愿意试试。因为他实在是太想要一个孩子了，因此有一种吃了秤砣铁了心的决心。

外公说，每天吃两个生蚝，怎么吃都可以，可以蒸，可以炒，可以煎，坚持一个月之后看看效果，最好是能够坚持好几个月，这样效果才会好一些。

这个中年人听了之后非常高兴，说自己家庭本来不宽裕，但是却生活在海边，因此生蚝对他来说不是很奢侈的东西，便千恩万谢地回去了。

过了大半年，这个中年人就带着自己的太太来外公家，并且带来了很多的海产品，他太太的肚子已经略微有点凸显，已经怀孕 3 个月了。他们非常感谢外公的偏方，这次特地拿一些海产品来感谢外公。

【外公说中医】

外公说，生蚝也叫牡蛎，其主要功效有强身健体、益肾壮阳，现代研究也证明了其功效。生蚝当中锌含量非常丰富，是所有食物当中最高的。一些比较普通的食物，像大米、白面这些素食，锌的含量是非常低的，所以，如果平常只吃这些素食，体内就会缺少锌元素；即使是鸡蛋、猪肉等荤菜，锌含量与生蚝的锌含量差距也是非常大的。除了锌之外，生蚝还含有硒元素，锌、硒这两种元素都有治疗少精症的作用。

研究发现，锌对生殖器官的发育以及性功能的完善有着非常重要的作用，前列腺及精液当中只有锌含量丰富才能让精子更具活力。否则，一方面容易造成睾丸萎缩，精子生长异常以及性能力减弱；另一方面降低男性雄性激素的含量。硒则能够减少有害物质对精子的伤害，从而保证精子的活力。

吃生蚝还可以增强人的免疫能力，这与生蚝含有丰富的锌是分不开的。人体一旦缺少锌，免疫力就会降低，通过补锌可以增强抵抗力，降低感冒感染的概率，达到强身健体的目的。若是体弱多病者，通过补锌也能增强其抵抗力。

» 喝白兰地：微量元素不能少，补肾壮阳显奇效

【偏方名】

喝白兰地。

【食　材】

白兰地。

【做　法】

每日喝一小杯白兰地。

【外公问诊记】

外公在年轻的时候养成了一个习惯，就是每天早晨晨练。今天在锻炼的

时候看见了昔日的好友黄大爷。黄大爷非常难为情地对外公说，他最近两三年，总在那方面感觉力不从心，长期吃药又害怕有什么不良反应，于是便问外公有什么不吃药调节身体的方法。外公对他说，他这是阳痿。黄大爷说，自己的身体平常很好，每年体检都正常，平常也没有什么不良嗜好，工作不忙，也没什么工作压力。但是不知道为什么就得了这种毛病。

外公对他说不要着急，让他喝白兰地试一试，每日只需喝上一小杯，不能喝多，过量对病情有不良影响。

黄大爷还是比较听外公的话的，回去以后真的按照外公说的去做了。只要晚上没有别的事情，都会倒上一小杯，细细品尝。有时，外出旅游也会带上一小瓶。3个月后黄大爷来找外公，他说现在感觉好多了。

【外公说中医】

外公说，随着年龄的增长，有些人性生活时总是感觉力不从心，有一些中老年人，由于长期或大量服用某种药物，总是处于一种极度紧张、恐惧的状态中，可能在同房中就有些力不从心了。

白兰地酒的原料是葡萄，制作时先将葡萄发酵，然后蒸馏并萃取高浓度酒精，在橡木桶中贮藏多年，再取出来饮用。《本草纲目》记载有葡萄"暖腰肾"的功效，对性功能下降这种肾虚的疾病有一定的疗效。从现代医学来看，这样的症状就是阳痿，阳痿可以分为功能性与器质性两种。功能性阳痿主要是由心理障碍造成的，老黄的情况属于器质性阳痿。中老年人比较普遍的血管性硬化导致的血管性阳痿，表明患者的阴茎微小血管已经出现了病变，因狭窄致使血液不能顺畅流出，所以患者总会通过服用伟哥扩张阴茎血管，让血液流进去，从而使阴茎充血勃起。血管狭窄在中医上被称为血瘀，葡萄酒中有一种叫作多酚的成分，可以起到一定程度的改善硬化的作用，使阴茎血管血流顺畅。

民间有一种说法："饮酒有活血化瘀、通血管的功效。"这种说法是有一定科学根据的。葡萄酒本身就很有营养，再加上葡萄的活血化瘀功效，长期服用，能够疏通气血，从而起到养生的疗效。因此，让老黄饮用白兰地，时间长了，摆脱药物依赖也是非常正常的。

值得注意的是，出现器质性阳痿还有另外一个原因：糖尿病，但是早期患病者是非常难以发现的。长期高血糖还会引起神经受损，特别针对于阴茎部位的神经，受损后大脑的性冲动信号不能顺利地传播到阴茎上，自然无法立刻勃起。外公说他当时只是与老黄的偶然聊天，所以没有想起来，后来外公又再一次告诫老黄。所以中老年患者应该多留个心眼，不要忽视糖尿病性阳痿的可能。

» 科学合理按摩：降低敏感度，提高阈值，向早泄说再见

【偏方名】

按摩法。

【部　位】

龟头，阴茎，阴囊。

【做　法】

龟头摩擦：先将包皮上翻露出整个龟头，另外一只手蘸水不断淋在龟头上，并且以掌心对龟头进行反复摩擦。

不断搓动：用手握住阴茎前端（不必将包皮翻开），上下进行搓动，尽量让龟头与包皮发生摩擦，另外一只手向龟头上淋水。

对整条阴茎进行摩擦：两手的手心相互对称，夹住阴茎，从阴茎根部向龟头推进，并且不时将水淋在上面。

对阴囊进行拉伸：一手将阴囊抓住一松一紧反复伸拉，并且用水浇在阴囊部位。

以上方法选择温水操作，对阴茎、阴囊按摩 5 分钟，然后用凉水按摩 3 分钟，每日一次，半个月为一个疗程。如果在按摩过程中有射精的感觉，那应该暂停操作，用手指将龟头紧扣，等待射精感觉消失，再继续进行。

【外公问诊记】

一次张先生到外公这里就诊，说自己以前房事时间可坚持半小时，最近因为工作比较忙，压力比较大，就感觉有一些力不从心，每次都超不过十分钟。外公就劝慰他，十分钟虽然不是很长，但也算是正常。

但是张先生不这样认为，他认为自己有早泄的现象，非常害怕，也不敢同自己的妻子说自己存在这样的问题，因此非常苦恼，不知道该怎么办，他就向外公寻求解决的办法。

外公说，教给他一套按摩的方法好了。

龟头摩擦：先将包皮上翻露出整个龟头，另外一只手蘸水不断淋在龟头上，并且以掌心对龟头进行反复摩擦；

不断搓动：用手握住阴茎前端（不必将包皮翻开），上下进行搓动，尽量让龟头与包皮发生摩擦，另外一只手向龟头上淋水；

对整条阴茎进行摩擦：两手的手心相互对称，夹住阴茎，从阴茎根部向龟头推进，并且不时将水淋在上面；对阴囊进行拉伸：一手将阴囊抓住一松一紧反复伸拉，并且用水浇在阴囊部位。

外公还说这种方法要选择温水操作，对阴茎、阴囊按摩5分钟，然后用凉水按摩3分钟，每日一次，半个月为一个疗程。如果在按摩过程中有射精的感觉，那应该暂停操作，用手指将龟头紧扣，等待射精感觉消失，再继续进行。

张先生听完以后还是半信半疑的，说回家试试，结果半个月以后过来和外公说，这个方法真的非常有效果，他现在已经不存在早泄的问题了。

【外公说中医】

外公说坚持多长时间才不算是早泄，这并没有一个指定的标准。有人曾经提出2分钟就完成射精，才算是早泄。而也有学者认为，按分钟计算并不合理，应该按照次数计算，认为凡是抽动次数不足15次，才算早泄。不过，这种情况并没有绝对的标准。

在我们这个比较传统的国家，男人非常忌讳"早泄"这个词汇，让人心生自卑，认为自己不行，而且总是不断地进行心理暗示，这样致使男人的表现更加差。

外公说这个按揉方法冷热刺激皆有，反差明显，所以可以克服人的敏感，在医学上称之为降敏法，或者是脱敏法。通过反复刺激，降低龟头的敏感性以射精的频率来调节性爱时间。在临床上，只有患者可以知晓早泄真正的含义，坚持用这个方法，就可以有效地延长性交的时间。

» 仙茅酒：温肾固精，使男性不再遗精

【偏方名】

仙茅酒。

【食　材】

仙茅、淫羊藿、南五加皮各 120 克，白酒 4 000 毫升。

【做　法】

将仙茅、淫羊藿、南五加皮切成小片装入纱布袋中，与白酒共置入容器，密封浸泡 21 天后即可服用，早、晚各服 1 次，每次 20 ～ 30 毫升。

【外公问诊记】

今天来了这样的一位病人，四十多岁，他说自己出现了较严重的遗精现象，但是他这个年纪已经过了年少遗精的年龄了。因此他非常苦恼，面色无华，身体疲倦，他还说自己有房事过度的情况，并且好吸烟，饮酒无度，喜食肥甘厚味的食物，因此现在体形虚胖。遗精次数频繁，精液量少而清稀，遗精时阴茎勃起不坚，或根本不能勃起，遗精后出现精神疲惫、腰膝酸软、耳鸣头晕、身体乏力等症状。因此问问外公有没有什么解决的办法。

外公说这是肾虚精关不固和心肾不交、湿热下注所致的遗精。这时，用"仙茅酒"来调理身体，效果不错。将仙茅、淫羊藿、南五加皮切成小片装入纱布袋中，与白酒共置入容器，密封浸泡 21 天后即可服用，早、晚各服 1 次，

每次 20 ～ 30 毫升。这样病症就可以完全消失了。

男人听了以后很高兴地走了，过了一个半月以后，他说自己遗精的毛病已经全部治好了，这个药酒真的很有效果。

【外公说中医】

外公说，遗精是指不因性交而精液自行泄出，有生理性与病理性的不同。古人认为："遗精不离肾病，但亦当责之于心君。"这就说明，遗精和心肾有很大的关系。时至清代，更对遗精指出"有梦为心病，无梦为肾病""梦之遗者，谓之梦遗；不梦而遗者，谓之滑精"。又将遗精分为梦遗和滑精，后世医家多沿用至今。临证辨治中很难截然分开，故统称为遗精。

这个药酒方中，仙茅入肾、肝二经，具有补肾助阳、益精血、强筋骨和行血消肿的作用，主要用于肾阳不足、阳痿遗精、虚痨内伤和筋骨疼痛等病症。

淫羊藿，味辛、甘，性温，归肝、肾经，补肾阳、强筋骨、祛风湿。临床常用于治疗肾虚阳痿、遗精早泄、腰膝痿软、肢冷畏寒等症。

南五加皮，有补肝肾、强筋骨等功效。《本草再新》中说其能："化痰除湿，养肾益精，去风消水，理脚气腰痛……"从这些功效中我们也不难看出五加皮的补肾益精作用。

纵观药酒中的药材功效，本药酒是补肾益精的良药，合用温阳作用尤强，所以对于遗精有很好的防治作用，尤其是肾虚遗精的非青春期患者。不过本药酒性温燥，久服易伤阴，不宜长期服用。明虚火旺者应当忌服。

» 核桃酒：补肾壮阳效果好

【偏方名】

核桃酒。

【食　材】

核桃仁 60 克，小茴香 20 克，杜仲、补骨脂各 30 克，白酒 1 000 毫升。

【做　法】

将核桃加工成小块，与小茴香、杜仲、补骨脂白酒同置入容器中，密封浸泡 15 天即成，早、晚各服 1 次，每次 20～30 毫升。

【外公问诊记】

一天，外公这里来了一对夫妻，这两个人都四肢冰凉，身体经常寒冷。男人说，他经常会出现精神不振、易疲劳；畏寒怕冷、四肢发凉（重者夏天也凉）、身体发沉；腰膝酸痛，有轻微的早泄状况。

他的妻子也说，她也会经常出现精神疲倦乏力、精神不振、易疲劳；畏寒怕冷、四肢发凉（重者夏天也凉）、身体发沉；腰膝酸痛，宫冷不孕、白带清稀，月经失调，经常小腹胀痛，生黄褐斑的症状。

两个人结婚快二十年了，也一直没有孩子，并且还经常出现上述这些问题，因此想问问外公，有没有什么解决的办法。

外公说他们两个人是肾虚，才会有这样的病症，因此给他们开了一个方子，叫核桃酒。将 60 克核桃加工成小块，与 20 克杜仲，30 克补骨脂，1 000 毫升白酒同置入容器中，密封浸泡 15 天即成，早、晚各服 1 次，每次 20～30 毫升。这样半个月就会有缓和的现象，连续服用一个月就可以根治。

这对夫妻听完以后立刻回家尝试了，过了半个月打电话来说，果然自己的手脚不像以前那样冰凉了，也不会觉得精神不振了，这都是外公的药酒的效果啊。

【外公说中医】

外公告诉我，核桃酒收录在《寿世青编》中，其中所含的核桃仁、小茴香、杜仲、补骨脂等都是助阳的好药材，常饮此酒能让人肾阳足，不会感到肢寒怕冷。因此适应于肾阳虚弱，症见肢冷畏寒、腰膝酸软、阳痿、滑精、小便频数而清长等症状的患者。

本方中的核桃仁有较高的药用价值，《神农本草经》把它列为轻身益气、延年益寿的上品，历代医学家均视核桃仁为治疗疾病的上品。中医学认为核桃仁性温、味甘、无毒，有健胃、补血、润肺、养神等功效。

外公还说，这个方子是明代李时珍著的《本草纲目》记述的，核桃仁有补气养血，润燥化痰，益命门，处三焦，温肺润肠，治虚寒喘咳，腰脚重疼，心腹疝痛，血痢肠风等功效。临床医生多建议将核桃加适量盐水煮，喝水吃渣可治肾虚腰痛、怕冷、遗精、阳痿、健忘、耳鸣、尿频等症。

小茴香味辛，性温，有理气散寒，助阳道等作用。主治中焦有寒，食欲减退，恶心呕吐，腹部冷痛等症状。

补骨脂味辛、苦，性温，温肾助阳，用于阳痿遗精、遗尿、尿频、腰膝冷痛、肾虚作喘、五更泄泻等症。临床常用于治疗肾虚阳痿、遗精早泄、腰膝痿软、肢冷畏寒等症。

杜仲性味甘温，入肝、肾经，有补肝肾、强筋骨的功效。倪朱漠的《本草汇言》指出："凡下焦之虚，非杜仲不补；下焦之温，非杜仲不利；足胫之酸，非杜仲不去；腰膝之痛，非杜仲不除。然色紫而燥，质绵而韧，气温而补，补肝益肾，诚为要剂。"杜仲配合核桃仁、补骨脂，相互增强补肾助阳的作用。

但是外公特别强调，本药酒是补肾益精的良药，合用温阳作用尤强，所以对于遗精有很好的防治作用，尤其是肾虚遗精的非青春期患者。不过本药酒性温燥，久服易伤阴，不宜长期服用。明虚火旺者应当忌服。

» 杜仲炖猪腰：男人肾虚不要怕

【偏方一】

杜仲炖猪腰。

【食 材】

杜仲 30 克，猪腰 1 个。

【做　法】

将猪腰处理干净，与杜仲共同放置在一个碗中，加入调味料。将碗放入蒸锅内将猪腰蒸熟，将杜仲去掉就可以了，只吃猪腰，1周吃1次，4周为一个疗程。

【偏方二】

杜仲泡酒。

【食　材】

杜仲50克，白酒500克。

【做　法】

将杜仲切成粉末，然后放入酒中浸泡，密封，浸泡1个星期以后便可以饮用。每日2次，每次只需喝上一小杯，4周为一个疗程。

【外公问诊记】

周大爷今年六十多岁了，他的腰腿疼非常严重，而且已经疼了3年，每隔一段时间疼痛就会发作，尝试过多种治疗方法，虽然可以缓解疼痛，但是只能维持一个多月，之后又会复发。

周大爷来外公这里看病，对外公说他的肾脏衰弱，而且腰疼感觉以酸软为主，浑身乏力，每当腰疼发作的时候，他总是会攥拳捶击腰部才感觉舒服。此外，周大爷还说他时常感觉腰膝酸软。因此问问外公有没有什么解决的方法。

外公给他推荐了一个食疗的方法，取杜仲30克，猪腰1个。将猪腰处理干净，与杜仲共同放置在一个碗中，加入调味料。将碗放入蒸锅内将猪腰蒸熟，将杜仲去掉就可以了，只吃猪腰，1周吃1次，4周为一个疗程。

但是外公还特别强调，在清理猪腰的时候，最好除去猪腰颜色较深的部位，把剩余部分切成条状，放入食盐、料酒、蒜姜末拌匀，5分钟以后将渗出的血水清理干净，然后放入白糖搅拌均匀，5分钟以后再用清水清理干净。这样做猪腰是为了去除猪腰中的膻味。

周大爷听完了以后，觉得这个方法还是挺容易的，就回家准备材料了。

八周后，周大爷再来诊所的时候，说自己的病已经完全好了。

【外公说中医】

外公对我说，我们平常看见老人家熬煮的杜仲，其实就是杜仲科非常干燥的树皮，在经过特殊的炮制以后，就成为非常有效的中药了，是滋补肝肾的最佳选择。

中医理论讲，腰为肾之府，所以腰疼病的发作与肾脏有很多的关系。一般肾虚引起的腰痛，患者会反复疼痛，喜按揉痛位，并且感觉腰膝酸软。周大爷的症状就属于肾虚腰酸。

外公还说，猪腰的确能够起到补益肾脏的功能，但是在这个方子中，起决定作用的是杜仲，猪腰的作用是补益肾气。中医讲的肾虚腰痛，特别是针对中老年人的肾虚腰痛，可能与西医中老年人的骨质疏松有很大的关系。现代研究证明，杜仲含有成骨细胞的活性物质，可以有效地预防骨质疏松症。

若是感觉这样蒸猪腰太麻烦，还有一个更为简便的方法：取杜仲 50 克，白酒 500 克，将杜仲切成粉末，然后放入酒中浸泡，密封，浸泡一个星期以后便可以饮用。每日两次，每次只需喝上一小杯，4 周为一个疗程。

» 蜂蜜水：解酒有良方，让你千杯不醉

【偏方名】

蜂蜜水。

【食　材】

蜂蜜，温开水。

【做　法】

用温开水将蜂蜜冲开，每次喝 5 ～ 6 勺。

【外公问诊记】

外公有一个老朋友来诊所看病，其实也不是什么大毛病，就是这个朋友是开公司的，一到逢年过节的时候，就忙得不可开交。忙完东边忙西边，而且每次都烂醉而归。他的妻子非常发愁，这样喝酒，要是出了事情怎么是好，因此就问问外公有没有什么解酒的方法。

外公说，经常喝酒对身体非常不好，能少喝尽量就少喝，但若是没有办法，那么就只有用解酒茶来让他不醉了。方法非常简单，用温开水将蜂蜜冲开，每次喝五六勺，这样就可以防止喝酒的时候喝得烂醉如泥了。

外公的这位老朋友听了以后很开心，就回家了，听他妻子说，他以后喝酒的时候就从来没有喝醉过。

【外公说中医】

外公说，酒在我们的日常生活中有着巨大的作用，尤其朋友与朋友之间的交流更是少不了酒。古人云："无酒不成席。"还有这样一种说法："酒逢知己千杯少，话不投机半句多"。但是经常饮酒会让自己的身体变差。

中医认为酒是热性的，《神农本草经》就有这样的记载："大寒凝海，唯酒不冰。"虽然书上这样说，但我们在饮酒的时候还是要适量，这样才会对我们的身体有好处。

蜂蜜含有大量的果糖，因此可以加快乙醇分解，将身体中的酒精快速地分解。因此很多喝醉酒的患者被送到医院以后一般会被输上一瓶果糖液。人在喝多酒的时候，往往会引起酒精性低血糖症，所以喝一些蜂蜜正好可以缓解这个症状。

葛花是解酒的一种药材。民间曾有这样的一种说法叫做"千杯不醉葛藤花"，"葛藤花"就是现在的葛花。在我国古代的医书上称之为"解酒醒脾"，如《名医别录》就认为："葛花气味甘、平，无毒，主治醒酒。"

现在在市场上大部分的解酒茶中都含有葛花这种物质，有些还会直接命名为葛花解酒茶。葛花的作用就是减少肠道和胃对酒的吸收，并且还能够加强肝脏里乙醇脱氢酶的活性，因此加速酒精在身体中的新陈代谢，更好地将身体中的酒精挥发出去。

若是找不到葛花，这个时候就可以用葛根来代替，同样有分解酒精的效果。

此外外公还介绍了其他的解酒的方法：

1. 喝酒之前要大量地喝一些水，能再吃一点食盐就更好了，这样可以起到利尿的作用，有助于身体中酒精的排出；

2. 在吃菜的时候多吃一些辣菜，最好是吃得满头大汗，这样酒精就可以通过汗液排出体外。因此四川人在吃火锅的时候喜欢喝啤酒，十几瓶都不会喝醉，这就是吃火锅的时候容易出汗的功劳。

不过，这两个方法只是辅助作用，因为酒精只有 10% 会随着汗液和尿液排出，剩下的都在肝脏中代谢分解。所以说，这两个方法只能起到 10% 的作用。

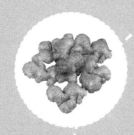

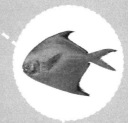

第七章

中老年女性小偏方，呵护女人保健康

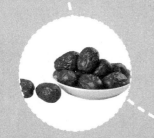

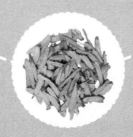

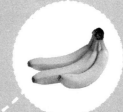

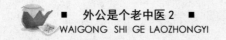
» 冰片：治疗阴道炎，阴部更健康

【偏方名】

冰片治疗。

【食　材】

冰片 3 克，纱布。

【做　法】

准备冰片 3 克，将纱布消毒，然后将冰片用纱布包裹好，放入阴道，放 6 个小时以上，每日 1 次即可。

【外公问诊记】

今天来了一位老婆婆，老婆婆说她经常手脚冰凉，并且还伴随着麻木的感觉，起初她并没有在意，但是最近却发现自己患有阴道炎了，自己的外阴和阴道就像是被火烧了一样，又热又痒，总是想用手去抓，老婆婆说，她以前也有这样的症状，每次去药店买一瓶清洗液洗洗就没事了，但是这次的情况似乎很严重，已经洗了好几天了，就是不见好。

外公对她说，这是因为每次都用一种药物，身体产生了抗体，这样下次再用的时候就很难出现效果，所以长期下来，就会越来越不见效果，病情也就会越来越严重。

外公告诉她一个小秘方，那就是用冰片来治疗这个病症，准备冰片 3 克，用消毒的纱布包裹好，放入阴道，放 6 个小时以上，每日 1 次即可。

老婆婆听完了还是一脸的狐疑，然后外公就继续说，这个冰片并不是冰箱里面的那个冰片，这个冰片是一种叫作片脑的物质，是从龙脑香的树脂和挥发油中提取出来的结晶，冰片的颜色也就类白色和灰棕色两种，气味非常的清香，并且还有清凉的效果，成梅花片状的冰片是半透明的，因此也可以叫作“梅片”。

老婆婆听了以后，立刻就明白了，于是她很高兴地谢过外公，就走了。

两个月以后她打来电话说，外公的药方真的非常有用，自己的病症已经完全都好了。

【外公说中医】

外公说，阴道炎、外阴瘙痒这些疾病主要都是由细菌、真菌或者是病毒引起的，而冰片辛苦、微寒、性凉，古书中就记载着它有清热解毒的功效。就算是现在的医学研究，也表明了冰片有这种作用。

冰片能够抑制金黄色葡萄球菌、绿色链球菌、肺炎双球菌等细菌的生长，让这些细菌变形并且死亡。并且冰片还有很好的抗病毒的效果。

外公还说，冰片除了可以抗击病毒和细菌，还有消炎、镇痛的效果，所以治疗阴道炎是非常有效的。

此外冰片还可以用于疮疡肿痛，溃后不敛。这是因为冰片有清热解毒、防腐生肌的作用。与银朱、香油制成红褐色药膏一起外用，就可以治疗烫火伤；与象皮、血竭、乳香等同用，治疗疮疡溃后不敛，如生肌散。近代以本品搅溶于核桃油中滴耳，治疗急性、慢性、化脓性中耳炎，有较好疗效。

» 蛋黄蜂蜜橄榄油：让岁月的痕迹在脸上消失

【偏方一】

蛋黄蜂蜜面膜。

【食　材】

鸡蛋 1 个，蜂蜜 1 勺，面粉 1 勺，橄榄油适量。

【做　法】

将鸡蛋打碎，取出蛋黄，与蜂蜜、面粉一起搅拌，最后再滴上几滴橄榄油，敷在脸上，10 ～ 15 分钟后用温水洗干净即可。

【偏方二】

蜂蜜黄芪面膜。

【食 材】

黄芪 6 克，蜂蜜 3 毫升。

【做 法】

将黄芪研磨成粉末，与蜂蜜一起倒入一个小碗中，均匀地搅拌成糊状，做成面膜。将面部清洗干净，用热毛巾敷一会儿脸，然后将面膜均匀地涂在脸上，15 分钟以后洗净即可。

【外公问诊记】

小区的张太太来找外公，原来张太太有一个能歌善舞的朋友，今年已经四十多岁了，但是面容还是很年轻，因此张太太每次跟朋友一起出门，都会被别人对比一番，就这样，张太太就成了朋友的衬托，张太太的朋友就像是一位姑娘，张太太却已经满脸皱纹了，并且面部的皮肤还干巴巴的。

所以张太太非常苦恼，想问问外公有没有什么办法让自己看起来更加年轻一些。

外公看看张太太的脸，跟她说想要年轻也不是不可能的，每天敷面膜就可以了。并且给张太太介绍说，用蜂蜜鸡蛋和面粉就可以做这个面膜，但是不要怕浪费。

取一个鸡蛋，将蛋黄取出来，与蜂蜜和面粉一起搅拌均匀，最后滴上几滴橄榄油，这样面膜就做好了，然后将这个面膜敷在脸上，15 分钟后用温水洗干净就可以了。这个方法可以与鸡蛋清交替进行，3 天用一次蛋清是非常好的。

外公说还有一个别的方法，那就是黄芪蜂蜜面膜，这个相对比较麻烦一些，就是将黄芪研成粉，然后与蜂蜜一起搅拌，搅拌均匀以后要先洗脸，洗干净以后用热毛巾将面部敷一敷，然后将这个面膜均匀地涂在脸上，15 分钟以后用温水洗干净就可以了。

张太太听了，最开始只是半信半疑，说回去试试，过了几个月，张太太再来门诊看病的时候，她果然看起来比以前更加年轻了，脸上的皱纹少了不说，就连脸上的肌肤也变得红嫩嫩的。张太太高兴地说，别人都说她越来越年轻了呢。

【外公说中医】

外公说，脸上之所以会出现皱纹，是因为皮肤组织已经老化了，皮肤组织的细胞一旦老化，那么就会降低皮肤的弹性和蛋白质的合成，这样脸上就会出现浅浅的皱纹了。这些虽然都是正常的现象，但是每个人都不希望自己老去，因此对皱纹也是相当忌讳的。所以有些人就会寻找保养肌肤的方法。

外公讲，用鸡蛋美白是一个非常古老的方子，早在南朝的时候就已经实行了。这个方法中的鸡蛋含有丰富的蛋白质，能够很好地促进肌肤弹性蛋白的合成，鸡蛋清有收紧皮肤的作用，鸡蛋黄能够给皮肤带来更多的营养，因此对皮肤有很好的保养作用，还能够促进皮肤的修复等，是一种美容的奇品。因此这两种物质交替使用，效果也是非常明显的。

外公讲黄芪的作用时说，黄芪是一味非常著名的补气的中药，它也有美容的作用，这一点并不是所有人都知道的。这是因为黄芪含有一种叫作"黄芪甲苷"的物质，这种物质可以有效地促进蛋白质的合成，就可以增加皮肤弹性蛋白的含量，也就可以延缓皱纹的出现，因此也是消除皱纹的神奇药材。

但是外公还说，在平时的时候还要注意一下别的养生，夏天的时候要注意防晒，多喝水，还要保证每天都有充足的睡眠，这些都是对皮肤很有帮助的。

» 常吃小番茄：轻松消除老年斑，预防骨质疏松

【偏方一】

炒番茄。

【食　材】

番茄1个，油、盐各适量。

【做　法】

将番茄洗净，切成小块，在锅内放入少量的油，等油热放入番茄，翻炒，然后加入适量的盐即可。

【偏方二】

番茄片敷脸。

【食　材】

番茄 1 个。

【做　法】

将番茄切成片，外敷在面部的色斑处，大约半个小时，也可以将番茄榨成汁，用纱布浸湿，敷在色斑处。每周 1 ～ 2 次。

【外公问诊记】

王大妈今天过来问诊，原来是老伴在前几天洗澡的时候，不小心跌了一跤，摔在浴室爬不起来了，送到医院检查的时候发现，是股骨颈骨骨折，医生说是因为常年的骨质疏松，才会摔了一跤就骨折。王大妈很害怕自己也会这样，于是就过来问问外公，要怎样才能预防这样的情况。

外公说，想要预防骨质疏松就要补钙，还有一种简单的方法，就是要多吃番茄。最好是将番茄炒熟了吃，与植物油一起炒，一周吃二三次即可。

王大妈听了以后，欣慰地笑了。外公看到王大妈的脸上长了老年斑，于是就顺便告诉她，多吃番茄不仅可以预防骨质疏松，还可以治疗脸上的老年斑。

但是外公说，想要达到这个效果，还要配合一些治疗，这个治疗方法很简单，就是将番茄切成片，敷在斑点处，每周敷两次，这样坚持几个月就会见效。因为番茄红素可以有效地保护血管，还可以预防动脉硬化的疾病，同时还可以预防冠心病和中风等疾病。王大妈听了以后，回去试了试。没几个月，脸上的老年斑就消失了。

王大妈还高兴地告诉外公，她的女儿带她去医院检查骨骼的密度，结果发现王大妈的骨骼非常健康，还夸王大妈不像是五十岁的人呢。

【外公说中医】

外公说，番茄含有番茄红素，这是一种很强的抗氧化剂，因此能够有效地清除身体中的自由基。并且番茄红素对骨质疏松也有很好的预防作用，因为人体内的氧化应激反应能够抑制成骨细胞的增长，并且将成骨细胞诱导死亡，番茄红素却能够将这个过程打破，可以干预骨质疏松症的发生和发展。并且番茄红素的抗氧化作用非常迅速。

番茄之所以能够治疗老年斑，是因为番茄红素有抗氧化的作用，能够消除自由基。

此外，外公还说番茄红素还有明显的抗癌作用，因为有一些癌症的发生，就是与身体血清中番茄红素的存在量有关，但如果身体能够摄入大量的番茄红素，就能够降低癌症的发生率，所以现在把番茄列为大营养食品的首位，这是有医学根据的。

外公说，番茄红素是脂溶性的物质，是不溶于水的，因此只吃新鲜的番茄，或是喝番茄汁，是很难将番茄红素吸收到身体内的。因此要将番茄放入植物油中炒熟，让番茄红素与植物油融合，这样才能更好地吸收番茄红素。

外公还说了几种番茄的做法，其中最简单的就是将番茄炒熟，番茄可以与多种食物相结合，例如番茄炒蛋、番茄炒肉、番茄炖牛腩或者是番茄汤等。如果有条件，每天最好进食一个或者是半个番茄。有些人每天吃番茄会觉得非常烦，这种时候可以一周吃两三次炒番茄，这样对我们的身体是最好的。

因此，外公建议老年人要经常吃炒番茄，这样才有助于健康。

» 当归＋白芷：神奇的洗面膏，养出女人好气色

【偏方一】

白芷当归散。

【食　材】

当归、白芷各适量。

【做　法】

将适量的当归、白芷打碎，研成粉末，加入温水调和后，外敷于面部约 20 分钟，每周 2～5 次。

【偏方二】

参苓白术散。

【食　材】

人参，白术，茯苓，甘草。

【做　法】

取等量人参、白术、茯苓、甘草打碎，磨成粉末，取适量，加入温水调和后，外敷于面部约 20 分钟，每周 2～5 次。

【外公问诊记】

今天李太太来外公的诊所，眉头紧锁着，明显是碰见了非常烦心的事情。李太太对外公说出了她心中的烦恼，她丈夫跟她吵架时经常骂她黄脸婆。开始，李太太并没有在意，但是听的时间长了，总觉得"黄脸婆"这个称呼非常刺耳，这句话深深地伤了李太太的自尊心。尽管李太太已经四十多了，她还是狠心掏了一笔钱去了美容院，但是这么长时间了一点效果也没有。

外公就对她说："现在美容院的美容效果是很难保证的，并且还会有很多的副作用，价格也很贵，还会将自己的脸弄得不成样子。这样吧，我给你一个简单的偏方，白芷当归散。具体的做法就是，分别将当归、白芷打碎，研成粉末待用。每次各取等量，加入温水调和后，外敷于面部约 20 分钟，每周 2～5 次。"

此外，外公还告诉了李太太另外一种方法，那就是参苓白术散。准备一些人参、白术、茯苓、甘草，各打磨成粉末待用，每次取等量，加温水调和后，外敷于面部约 20 分钟，每周 2～5 次。

李太太听了这两个偏方以后，非常开心地就回家准备材料去了，当天就试验了效果。就这样，她两个方子交替使用了两个月，肤色很快就恢复正常了。她又这样坚持了大半年，面色更加红润，她的丈夫再也不叫她黄脸婆了。

【外公说中医】

外公说，白芷是自古以来女性们最重要的美容药物。《本草纲目》有这样的记载，白芷"长肌肤，润泽颜色，可作面脂"，因此是古代皇妃们的保养良品。古代的美容药方经常用白芷来入药，如《御药院方》中记载的皇帝的洗面膏、皇后的洗面膏，《千金要方》中的千金洗面膏都是用白芷来入药的。现在也有很多用白芷入药的药方，外公还说，白芷之所以会有那么好的美容效果，是因为其含有"异欧前胡素"的成分，这种成分对美容祛斑有很好的效果，而且可以改善人体皮肤的循环，增进人体的新陈代谢，有效地防止皮肤衰老；并且有一个非常关键的因素，那就是这种物质能够有效地抑制黑色素的生成，还能够将已生成的黑色素加速分解，这样就有效地避免了黑色素在身体中的沉积，使得原本灰暗的皮肤变得亮白。

外公还对我说，当归是一味非常有名的活血化瘀的药材，若是在身体的一些部分外用，可以加速血液循环，促进人体的新陈代谢。但是却很少有人知道，当归其实还有美白护肤的效果。这是因为当归可以有效地清除身体中的自由基，延缓皮肤衰老，因此就会有效地抑制黑色素的生成。

因此，将白芷和当归一起敷在脸上，效果就会加倍，有效地改善皮肤暗黄的问题。

参苓白术散也是一个非常好的方子，这个方子起源于《太平惠民和剂局方》。参苓白术散也是中国最古老的一个方子，一般是在蒸煮了以后口服，这样就会起到很好的补气养血的作用。外公说，这个方子还有一个效果，那就是如果外敷，会有美容养颜的奇效，因此只需要人参、白术、茯苓、甘草四种即可。因为这四种药物都含有抑制"酪氨酸酶"活性和黑色素生长的物质，是修复暗黄肌肤，美容养颜的良药。

» 眼部常贴土豆片：解决"熊猫眼"，使眼部肌肤更紧致

【偏方一】
土豆片贴眼。
【食　材】
土豆。
【做　法】
将土豆洗净，切成薄片，贴于水肿的眼袋或黑眼圈处，外敷 20～50 分钟。

【偏方二】
冷毛巾敷眼睛。
【食　材】
毛巾，水。
【做　法】
先将毛巾浸冷水，冷敷眼周 5～10 分钟，之后再用热毛巾敷在眼部。
持续热敷 10～20 分钟。

【外公问诊记】
　　对门的王大叔来到外公的诊所。王大叔是一个老板，最近年关将近，因此时常宴会酒席，很晚才回家，有时候和合作伙伴一起去唱歌跳舞，凌晨三点多都回不来。平时也是，每天都会加班到很晚，零点之前就没有睡过，所以他现在眼睛上有一圈重重的黑眼圈，眼袋也很大，还说自己经常会头昏脑涨，记忆力也没有以前那么好了。所以问问外公有没有什么解决的办法。
　　外公说，这种症状就叫作熊猫眼，表面看着貌似没什么大事情，感觉睡一觉就好。但是却有很多人非常在乎，比如像王大叔这样的每天都要去谈业务，就要保持良好的形象。外公就告诉他，消除这种熊猫眼的方法很简单，用土豆片就可以了，将土豆洗净，切成薄片，贴于水肿的眼袋或黑眼圈处，外敷 20～50 分钟，就可以有效地消除黑眼圈。外公说还有一个更简单的方法，那就是用冷毛巾敷眼睛，具体的做法是先将毛巾浸冷水，冷敷眼周 5～10 分

钟，之后再用热毛巾敷在眼部，持续热敷 10 ～ 20 分钟。王大叔听了很开心，然后就走了。

过了两个星期，我在家门口偶然看见了王大叔，王大叔精神非常好，脸上已经没有了疲惫之态，并且浓重的黑眼圈也不见了，整个人看着年轻了好几岁。

【外公说中医】

为什么熬夜以后就会有黑眼圈呢？外公说，眼周，尤其是眼睑下的皮肤可以说是身体所有皮肤中最薄的，而且这里的皮肤组织结构也是比较疏松的，当我们熬夜加班时，肯定休息得不好，导致全身的血液循环出现了阻碍，静脉中代谢废物的含量也大大增多，从而使血液的颜色变得青紫晦暗。由于眼下的皮肤比较薄，血管的青黑色也就容易透过皮肤被人看到，这样就产生了黑眼圈。另外，血液循环变差了，再加上血管内代谢废物含量增多，便会造成血管壁变得较脆，血管里的水分更容易从血管渗进组织里，而且，眼下皮肤组织结构是比较疏松的，可以装下相对较多的从血管里渗出来的水分，这样看上去就是肿起来了，形成了眼袋。

土豆含有胆碱烷衍生物茄碱，对血液循环有很大的促进作用，从而达到活血化瘀的效果；同时，土豆含有相当大量的淀粉，有吸收水分的作用，可以将发炎、肿胀组织里的水分吸收掉，从而起到相当良好的消肿效果。因为土豆有着这样的效用，所以如果患者在打针输液之后，针口附近出现局部水肿、硬结，往往也会对其采用外敷土豆片这种方法。

外公还说，还可以使用一种简单的"冷热毛巾法"：将毛巾浸冷水，冷敷在眼的周围 5 ～ 10 分钟，避免让眼袋继续增大；之后再把热毛巾敷在眼部，当毛巾完全冷却后再浸入热水当中加温，这样做的好处是可以让热气促使眼下的血液循环加快，从而尽快地带走局部的代谢废物以及组织当中的水分。黑眼圈、水肿也就自然迅速得消失了。如果热敷后配合按摩法，也就是用手指温和地摩擦眼睛周边的区域约 5 分钟，那效果就更加好了。

» 果酸面膜：收紧日渐松垮的皮肤

【偏方一】

酸奶面膜。

【食　材】

酸奶，面粉，毛巾。

【做　法】

将适量的酸奶与面粉混合，调成糊状。使用前先用热毛巾把面部擦净，再将酸奶面膜厚厚地涂满全脸，半小时后用温水洗净。

【偏方二】

红糖糊敷脸。

【食　材】

红糖 100 克，水、面粉各适量。

【做　法】

红糖 100 克，用热水溶解后，加入适量面粉调成糊状，涂于面部，50 分钟后用清水洗净。

【外公问诊记】

同小区的张大婶找到了外公，向外公诉说了自己的苦恼。张大婶觉得这几年自己的皮肤一直在变得松弛，肤色也变得越来越暗淡无光了，并且毛孔很大，脸部的皮肤也变得很粗糙。张大婶为此还去了美容院，但是美容院的人说，这些全是角质细胞不能够自然脱落造成的，这样就形成了角质层，就在皮肤的表面堆积了厚厚的一层。然后美容院就开始给张大婶去角质，但是去了几次，效果也不是很明显，并且还生出了许多的死皮来，脸上的皮肤依旧不光滑，张大婶还用了很多的化妆品，也没有效果，所以张大婶非常苦恼，问问外公有没有办法。

外公说，这个现象根本不用花那么多钱去美容院，只要做酸奶面膜或者是红糖面膜就可以了，具体的方法是：将适量的酸奶与面粉混合，调成糊状，使用前先用热毛巾把面部擦净，再将酸奶面膜厚厚地涂满全脸，半小时后用温水洗净。或者将红糖用热水溶解后，加入适量奶粉调成糊状，涂于面部，30分钟后用清水洗净。

张大婶回去之后就用了这个方法，两个月以后就对外公说，自己的皮肤真的变得非常光滑，并且恢复了以前的粉嫩。

【外公说中医】

外公说果酸是从水果中发现的有机酸。果酸其实是一个很大的类别，包括37种物质，例如甘醇酸（又叫甘蔗酸）、乳酸、苹果酸、酒石酸、柠檬酸、杏仁酸等。现代研究还发现，果酸具有极为强大的美容功效，它可以降低角质细胞之间的粘连性，从而促进角质细胞之间的分离，直至剥脱。而对于表皮下面的真皮，果酸可以促进真皮细胞生长，以增加胶原纤维和弹力纤维，从而让皮肤变得更加有弹性。其实脸上的死皮，就是角质细胞堆积而成的。通过果酸，一方面可以使死皮脱离，另一方面则能够促进新皮生长，这样就达到"换肤"的效果了。

外公还说，不要轻看了这两个小偏方，酸奶在制作当中，通过乳酸菌发酵后，其中所含的乳糖成分可以产生相当大量的乳酸，也就是说，酸奶恰恰就含有极为大量的乳酸成分。红糖是以甘蔗为原料制成的，含有大量的甘蔗酸成分，所以酸奶和红糖都含有大量的果酸。在各类果酸当中，甘蔗酸的分子量是最小的，所以最易渗透皮肤的表层，吸收效果也是最明显的，其次便是乳酸。作为果酸当中分子量第一、第二小的甘蔗酸、乳酸，称得上是果酸中的代表，用它们美容自然能起到良好的效果。

而对于皮肤松弛、粗糙、出现皱纹等现象，果酸也同样有相当良好的效果。导致皮肤松弛、粗糙的直接原因就是真皮层厚度下降，真皮层的胶原纤维减少，而果酸却可以促进真皮细胞及胶原纤维的生长，提高胶原纤维含量，从而增加真皮层厚度，令皮肤恢复紧致。

此外，果酸还具有保湿作用，不少女性朋友也许有这样的体会：皮肤干干的，没什么油，还经常长粉刺，很是烦人。这是因为她们脸上的皮脂腺出口处角质细胞堆积和增生过多了，从而导致皮脂排泄不畅，而皮脂恰恰是皮肤保湿的关键——皮脂和汗液、水分混在一起，在皮肤表面形成一层皮脂膜，保持住皮肤的"水土"。果酸恰恰可以清除堆积在皮脂腺开口处的角质细胞，让皮脂腺排泄通畅，分泌足量的皮脂到皮肤表面，促进皮脂膜的形成。

需要提醒的是，部分女性有可能会对果酸过敏，敷完面膜后面部会出现刺痛、发红的现象。有这种情况，最好就不要再继续使用了。另外，即便使用没有明显的不适感，也不建议频繁使用，特别是对那些皮肤较薄的年轻女性来说。建议每周使用一次。另外，连续使用几周之后，应该再停用两三个月，以让皮肤在不受外界影响的情况下，自然地进行新陈代谢。

» 黑芝麻：多吃黑芝麻，白发不用愁

【偏方一】
黑芝麻冲水。
【食　材】
白糖，黑芝麻粉。
【做　法】
将白糖、黑芝麻粉等量均匀地搅拌，每天早晚用温开水冲服，剂量控制在 50 克左右，也可将其冲入米粥、豆浆、牛奶之中，必须长期坚持服用。

【偏方二】
黑芝麻煎女贞子。
【食　材】
黑芝麻 250 克，女贞子 500 克。
【做　法】
将黑芝麻、女贞子分别放入锅中，用水煎服约 20 毫升，一日 2～3 次。

【外公问诊记】

有一天晚上，我和外公刚吃完晚饭，我姑姑给外公打电话询问治疗白头发的方法。外公很奇怪她为什么会这个时候打电话。原来，姑姑现在不知道是什么原因，白头发一直在增多，姑姑今年才四十出头，怎么会有那么多的白头发呢？现在每天都可以看见白发，别的同事看见姑姑，就一个劲地催她去染发，但是染完了没过几个月又白了，且染发对身体也不好，于是姑姑想问问外公，有没有治疗白发的方法。

外公说，这个白发其实是很好治疗的，只要吃黑芝麻就可以了，将白糖、黑芝麻粉等量均匀地搅拌，每天早晨、晚上用温开水冲服，剂量控制在 50 克左右，也可将其冲入米粥、豆浆、牛奶之中，必须坚持长期服用，这样才会见效。外公又对姑姑说，其实还有一个方法，也是吃黑芝麻，但是辅药不一样，那就是黑芝麻 250 克，女贞子 500 克，用水煎服约 20 毫升，一日 2～3 次。这个方子针对阴虚血燥型的白发有明显效果。女贞子性凉，味甘、苦，入肾、肝两经，有明目乌须、滋补肝肾的功效，针对少白头、肝肾阴虚、眼目昏暗、阴虚发热等病症有明显的效果。

姑姑听了以后非常高兴，就赶紧挂了电话，说要试一试，一个月以后姑姑打来了电话，说自己的白发正在逐渐地变少，半年以后，姑姑又打来电话，说白发已经全都不见了。

【外公说中医】

外公说，正常人在进入老年期的时候，头发都会变白，这是因为身体的机能正在逐渐减退，最开始的时候会出现极为稀疏的少数白发，大多数首先出现在头皮的后部或顶部，夹杂在黑发之中的是花白头发，此后随着时间的推移，白发会突然或逐渐增加。

通常而言，后天出现白头发有多种原因，如缺乏蛋白质，长期营养不良，维生素以及某些微量元素（如铜）缺乏等，都会产生白头发；某些慢性消耗性疾病如结核病等也会造成营养不良，这些病症患者的头发都要比正常人提前发白，还有一些中年人，会在非常短暂的时间内出现大量的白发，这可能与情绪有很大的关系，如过度悲伤、焦虑等精神疲劳、严重的精神创伤等。

外公对我说，与头发关系最为密切的脏器是肝、肾，肾藏精，肝主血，其华在发，肝肾虚则精血不足，头上毛囊得不到充分的营养，其合成黑色素的能力减弱，就会出现白发。反之，肝肾强健，上荣于头，则人就生出乌黑浓密的头发。中医认为，"发为血之余"，头发的生长与气血的濡养有关。气血旺，那么头发就会非常旺盛地生长；气血衰，也容易出现白头发，不过只要精心地调理，白头发就会不见了。

《日华子本草》中曾提到，黑芝麻有"补中益气，养五脏"之功，具有益气力、补肝肾、填脑髓、长肌肉的功效，针对肝肾精血不足而引起的须发早白、眩晕、皮燥发枯、脱发、五脏虚损、肠燥便秘等病症有治疗的作用，对于滋养头发、养发护发而言，更是效果明显。

白糖性味平甘，可以起到生津润肺、补中缓急的作用。《食疗本草》称其有"润肺气，助五脏津，补精血"的作用。对肝肾精血不足、肺燥，以及其导致的皮肤干燥、久咳喉干或眩晕耳鸣、头发早白起到治疗作用。

所以，对于姑姑这种提前出现了大量白发的情况，只要精心调理，吃一些补充营养的食物，并且加强锻炼，头发变黑还是没有问题的。

» 荷叶乌龙茶：降低血脂，保持女人好身材

【偏方名】
荷叶乌龙茶。
【食　材】
干荷叶 10 克，乌龙茶或绿茶 5 ～ 10 克。
【做　法】
取干荷叶 10 克，乌龙茶或绿茶 5 ～ 10 克，泡水当茶饮，三餐饭前饭后饮用一次。连服一个月为一个疗程。

【外公问诊记】

有一天，王太太来到外公的诊所，说最近发现自己胖了不少，因此非常想减肥，又是节食又是抽脂手术，但一点儿效果也没有，只要吃一点东西还是反弹。王太太平时又不是一直都有时间，健身减肥也是"三天打鱼，两天晒网"，因此一直没有看出什么效果，身体上的肉反而越来越多了。王太太想让外公告诉她一个省事的减肥方法。

外公对她说，减肥最好是靠运动，但是如果没有时间，可以试试荷叶乌龙茶。其具体做法为：取干荷叶 10 克，乌龙茶或绿茶 5～10 克，泡水当茶饮，三餐饭前饭后各饮用一次，连服一个月为一个疗程。估计两个月以后，就会慢慢地瘦下来。

王太太听了外公的话，就回去买了材料，当即就喝了起来，过了两个月，再见王太太的时候，她果真瘦了下来，穿衣服也显得高挑有气质了。

【外公说中医】

外公说，荷叶可以减肥，早在明代戴元礼所著的《证治要诀》一书中就有记载："荷叶服之，令人瘦劣，欲容体瘦以示人者良"。古人认为，肥人大多是由体内的痰湿积聚而导致的，而荷叶拥有清暑利湿、升发清阳的功效，因此长期服用可以渗湿消肿，有减肥之功。

现代研究则进一步揭示了荷叶能减肥的奥秘：食物进入肠道后，所含的脂肪会被胰脂肪酶水解为单酰甘油和游离脂肪酸，在肠道当中被吸收，然后在体内重新合成脂肪。倘若体内摄入的脂肪过多，会造成脂肪堆积，自然就会导致肥胖。而药理学研究则发现，荷叶含有一种黄酮类化合物，这种化合物恰好能够对胰脂肪酶产生抑制作用，使食物的脂肪没有办法在肠道当中分解，也就不可以被人体吸收，只好排出体外了。这样就大大减少了脂肪、热量的吸收，只要长期坚持服用，就可以达到减肥、瘦身之功效了。

喝茶可以减肥同样有着悠久的历史，早在《本草拾遗》中就有记载，饮茶可以"去人脂，久食令人瘦"。现代研究则发现在众多茶叶中，乌龙茶和绿茶有较好的减肥作用，且两者的减肥效果基本相似。研究还发现，茶叶减肥在于它可以刺激大脑，使神经兴奋，促进体内的能量代谢。另一方面，茶还能够提高体内脂肪酶的生物活性，从而加强体内脂肪组织的代谢，以便达到促进脂肪消耗的效果。除此之外，茶叶所含的皂甙类化合物也可抑制肠道中胰脂肪酶的活性，从而减少肠道内脂肪的吸收。因为茶叶并非通过抑制食欲、导泻来达到减肥的效果，所以服用乌龙茶和绿茶后，并不会出现食欲下降、拉肚子的状况。对既想减肥，但又不愿意过分抑制食欲、整天去厕所的朋友们来说是十分适合的。

除了可以减肥之外，荷叶乌龙茶还有明显的降脂作用，对于高血脂、动脉硬化患者都是相当适宜的。再加上荷叶、茶叶都是气味清香之品，搭配起来的话，饭前饭后饮用最美妙不过了。

外公还说，若是想再进一步加强疗效，可以在上面的方子里再加上5～10克干山楂。山楂含有黄酮类的成分，这种成分虽然对抑制脂肪吸收没有什么作用，但它却可以抑制体内脂肪细胞的分化，避免其转化为"成熟脂肪细胞"，因此也具有减肥、控制体重之效。

» 常吃胡萝卜：不患乳腺炎，女人更健康

【偏方名】

爆炒胡萝卜丝。

【食　材】

胡萝卜，食用油，盐。

【做　法】

胡萝卜切丝，加足量的植物油急火快炒，作为日常菜肴，坚持食用。

【外公问诊记】

外公有一位忘年交，他夫人身材很好，胸部也非常丰满，所以这位夫人对

自己的身材非常满意。但是她突然打电话来问外公，说她一个同事患上了乳腺癌。于是她上网查了一下，说是胸部越大，患有乳腺癌的概率就越大。于是她非常担心，问问外公有没有什么高招让自己不患乳腺癌。

外公说："现在和几十年前相比，患有癌症的概率变大了。这种情况也分为两方面的原因，一种就是现在的医学设备提高了，能够将癌症检查出来，第二个就是现在的生活环境也已经大不如从前了。想要不患癌症的方法就是，每天吃一些胡萝卜，不能够生吃，最好就是放在油里面炒着吃，可以放鸡蛋或者肉，也可以放一些其他的菜。"

听完外公的话，那位夫人也对胡萝卜产生了很高的依赖性，于是每天都在坚持吃胡萝卜，现在已经好几年了。

【外公说中医】

外公这位忘年交的夫人听了这个方法后，非常好奇地问外公，为什么非要用油来炒呢？外公告诉她，这是因为胡萝卜素存在于胡萝卜的细胞壁中，但是细胞壁是纤维素构成的，这样人体就很难将这个细胞壁破坏掉，里面的胡萝卜素就很难被吸收掉。因此只能通过切碎、咀嚼和炒的方式，破坏胡萝卜的细胞壁，这样里面的胡萝卜素就可以释放出来。

要加入植物油的原因是，胡萝卜素是完全不溶于水的，但是却可以溶于油脂。所以在炒的时候加入一些植物油，可以完全将里面的胡萝卜素释放出来。要注意的是，炒的时间不可以太久，因为如果温度太高，会破坏胡萝卜素的成分。

我国医学界对于胡萝卜素也是非常有研究的。认为胡萝卜素是可以抗击癌症的，若是人体中的胡萝卜素的成分太低，那么患有癌症的概率就会大大增高。

外公还说，对于吸烟的人来说，尤其是吸烟很多的"大烟枪"，吃胡萝卜素不仅不会预防癌症的发生，相反的，还会促进癌症的病发率。

这是因为对吸烟的人来说，胡萝卜素会影响其他器官的运作。比如结肠癌，如果是一个不吸烟的人，身体中存在着胡萝卜素，发生癌症的机会就会减少；但是对于吸烟的人，就会让他患有癌症的概率增加。所以，若是一个吸烟的人，那么就要少吃胡萝卜了，甚至是不要吃胡萝卜。

外公告诉我，现在还有一些是人工合成的胡萝卜素，跟天然的相比，在结构上还是有一些不同。人工合成的一般都是反式的胡萝卜素，但是食物中的一般都是顺式的胡萝卜素，一个反式，一个顺式，也分不出来哪个更好一些。

外公还说了胡萝卜的其他功效：

1. 益肝明目。

胡萝卜含有大量的胡萝卜素，有明目补肝的作用，因此可以有效地治疗夜盲症。

2. 利膈宽肠。

胡萝卜含有大量的植物纤维，吸水性强，因此在肠道中容易体积变得膨胀，是肠道中的"充盈物质"，可以有效地加强肠道的蠕动，因此可以防止肠道中积存各种垃圾，让身体变得更健康。

3. 增强免疫功能。

胡萝卜素可以转换成维生素 A，因此有助于增强身体免疫力，在预防癌症方面起到了至关重要的作用。

4. 降糖降脂。

胡萝卜还可以降低血糖，因此适合有糖尿病的人群食用，其中还含有懈皮素、山标酚等物质，可以增加冠状动脉中血液的流量，降低血脂，促进肾上腺激素的合成，还有降压，强心健体的作用，因此是高血压、糖尿病患者的良品。

» 豆腐：补充人体雌激素，防治衰老小毛病

【偏方名】

豆制品。

【食　材】

豆腐。

【做　法】

每天都吃一些豆腐，可以炒，凉拌。坚持 2 个月以上即可。

【外公问诊记】

一天诊所来了一个年轻人，他的眼中充满担心，他向外公说了自己的苦恼："我的母亲今年快五十岁了，她的身体也正在慢慢地变差，平时还有一些小毛病。她经常会发热，同时还会伴随着心慌、出汗等疾病，还会头晕头痛，心慌盗汗。经人介绍，我带着母亲去了很多医院，但都只是一时好了，时间长了还会反复，因此我也非常担心，怕她老人家出了什么毛病。"

外公想了想，说："你的母亲没来，我也不好判断是不是这个病症，但是试试治疗的方法也是没有坏处的，这样吧，你让你的母亲多吃一些豆制品，如豆浆、豆芽、豆腐等，每天都坚持吃一些，坚持几个月以后看看会不会有效果。"

这个年轻人将信将疑，回去就给自己的母亲试了试，每天早上喝一杯豆浆，中午或者晚餐时吃豆腐、黄豆、豆豉等。第一个月并没有什么明显的效果，但是从第二个月就开始见效了，半年以后，年轻人打电话告诉外公，说他的母亲再也没有出现以前的那种病症，这还要多亏外公的药方。

【外公说中医】

外公告诉我，女人在五十岁左右的时候，因为自身的生理规律，卵巢的功能开始衰退，分泌的性激素数量大大下降，尤其是雌激素的分泌减少。这

个减少的过程是缓慢的，大约有三分之一的女性适应能力比较强，可以适应性激素分泌的减少，但对大部分女性来说，在这个时期都会出现一系列的不适症状，这就是更年期综合征。

更年期综合征的病根就是卵巢的老化，雌激素减少。治疗的方法其实相当简单，就是通过外界方法补充雌激素，即"雌激素替代疗法"。雌激素替代疗法治疗更年期综合征可以说是绝对有效的，不过这种方法也存在一定的风险，即有可能增加乳腺癌和心脏病的发病率。不过总体来说，这种方法还是"利"远远大于"弊"。

至于吃豆制品可以治好更年期综合征的各种小毛病，延缓衰老，原因也很简单，因为豆制品含有一种叫作"大豆异黄酮"的成分。大豆异黄酮也是雌激素的一种，不过它来源于天然的豆子，没有合成雌激素的那些严重的副作用。大豆异黄酮用于更年期综合征的疗效也是肯定的，不过与真正的雌激素比较起来，它的起效时间要相对慢一些，一般要连着吃好几个月才会有效果。

虽然豆制品有着有效治疗更年期症状的作用，但最好不要等到症状很明显的时候才用这个方法，要在未发病之前就开始进补豆制品。研究显示，提前吃豆制品，可以使妇女更年期综合征的发病率降低 90% 左右。

还有一些人会问，既然豆制品都有大豆异黄酮，那为什么要推荐豆腐呢？外公说，这是有医学依据的，有个研究曾专门比较过各类豆制品中大豆异黄酮的含量，结果是：豆水＞豆腐＞豆粕＞豆芽＞大豆＞豆豉＞豆浆＞豆渣。因为没有人会把豆水作为食物吃，所以最值得推荐的，当然就是大豆异黄酮含量排第二位的豆腐了。

» 杞菊地黄丸：调理肝肾，稳定更年期情绪

【偏方名】

杞菊地黄丸。

【食　材】

枸杞子，菊花，熟地黄，山茱萸（制），牡丹皮，山药，茯苓，泽泻。

【做　法】

取枸杞子、菊花、熟地黄、山茱萸（制）、牡丹皮、山药、茯苓、泽泻各适量，制成大蜜丸或浓缩丸，大蜜丸一次服 1 丸，每天服 2 次；浓缩丸一次服 8 丸，每天服 3 次。

【外公问诊记】

舅妈是个温柔贤惠的女人，可在她四十九岁那年，突然性情大变，动不动就跟舅舅找碴，经常搞得舅舅很没面子。并且舅妈常常焦虑，抑郁寡欢，有时候舅舅言语上稍微有些激动，舅妈就泪流不止。

之后，外公把舅妈叫到诊所，为她量了一下血压，发现舅妈的血压不稳。然后又问舅妈最近身体有没有什么异常，舅妈说自己常常恶心、胃痛、嗳气，越来越看不清东西，迎风流泪。此外，舅妈还说自己最近半年的月经很不正常，已经 3 个月没来月经了，可这个月又来了两天，真是让人烦恼。在舅妈叙述病情的过程中，我注意到她时不时拿出一条手绢来擦眼睛。

听完舅妈的叙述，外公说舅妈所患的是更年期综合征，于是给她开了些枸杞地黄丸，每丸重 9 克，每次服 1 丸，每天服 2 次，用温开水送服。同时嘱咐舅妈少生气，凡事都往好处想，这样才能顺利度过更年期。

舅妈拿着药回家了，每天都按时按量服药，外公打电话给舅舅，说明了舅妈的情况，让他凡事让着舅妈，以免刺激到她此时脆弱的神经，舅舅在电

话里满口答应，回家之后果然处处顺着舅妈。

经过几个月的身心调养之后，舅妈又恢复到了之前的温柔贤惠，气色也较之前好了很多，整天笑脸迎人，与舅舅之间的关系也变得非常融洽，视物能力提高了不少，那个用来擦眼泪的手绢也被舅妈扔到了一旁。

【外公说中医】

外公说，女性更年期综合征是由于卵巢功能下降、雌激素分泌下降、机体慢慢衰退引发的。雌激素水平下降会让处在更年期女性的神经、内分泌、免疫功能、血脂、自由基代谢等出现变化，严重影响到女性的身心健康。

外公告诉我，中医认为更年期综合征属"眩晕""心悸""脏躁"等范畴，主要是由于女子在"七七"之后肾气衰退，天癸枯竭所致，此时女子的冲任二脉不固、经血亏虚、机体阴阳失衡，脏腑功能出现异常，导致各种综合征。由此不难看出，治疗此病要从调节阴阳平衡入手。

外公说杞菊地黄丸源于《医级宝鉴》，乃滋肾养肝之良方，非常适合肝肾阴虚导致的女性更年期综合征，能够恢复女性体内阴精，维持人体内阴阳平衡，各种病症自然消失。从这里我们也能看出，杞菊地黄丸确实是肝肾阴虚女性更年期综合征的良方。

外公提到，肝开窍于目，上注于目则能视，即肝功能和眼睛视物能力之间有着密切关系。在五行里面，肝属木，肾属水，水能生木，肾和肝之间互为母子，肝为肾之子，肾为肝之母。肝脏受损，其子脏——肾脏自会随之受损。

肝主藏血，肾主藏精，精血之间互生，因此，眼部疾病的治疗应当从肝肾入手。杞菊地黄丸的构成方剂为六味地黄丸加枸杞子、菊花。

外公还讲到，该方剂中的枸杞子甘平质润，可入肺经、肝经和肾经，具有补肾益精、养肝明目之功；菊花味辛、苦、甘、微寒，具有清利头目、宣散肝经之热、平肝明目之功；地黄可滋阴补肾，填精益髓；山茱萸可养肝滋肾；山药能补益脾阴。将上述五味药配合在一起，可以充分发挥出滋阴、养肝、明目的功效，能够很好地治疗肝肾阴虚并且伴随着头晕、视物模糊、头部或眼部疾患等症。

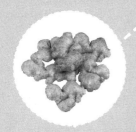

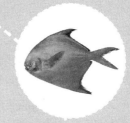
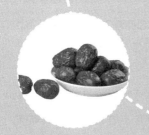
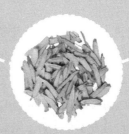
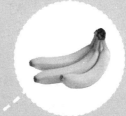

第八章

生活里的小偏方，时时刻刻帮你忙

» 指甲：别为了美观舍不得，关键时候治打嗝

【偏方一】

烧指甲。

【食　材】

指甲。

【做　法】

将指甲剪下来一小块，用火点燃，闻味即可。

【偏方二】

生八角煎蜂蜜。

【食　材】

生八角 100 克，蜂蜜。

【做　法】

将生八角 100 克用两碗水煎到剩下一碗时，再加些蜂蜜煮沸，调好服用。

【外公问诊记】

外公小时候吃饭很快，有一次吃完饭又喝了杯冷饮，结果就开始不停地打嗝。外公父亲不急不忙地让他坐好，并告诉他尽量不要去想打嗝的事情，然后给他剪起指甲来。剪下一块指甲后，外公的父亲擦着火柴，点燃它，接着迅速吹灭，趁它尚烟气袅袅赶紧凑到外公的鼻子下面，嘱咐外公用力吸那烟气。就这么吸几下，打了几个喷嚏后，竟然不再打嗝了，真是神奇。后来外公把这个既方便又神奇的方法推荐给周围很多人，他们用了都说有效。

邻居的女儿有一次打嗝打得很厉害，好几天都停不下来，于是找外公帮忙看看。询问后得知，她以前最喜欢吃冰激凌一类的东西，结果现在一吃凉的东西胃就受不了。检查时外公发现她的舌苔上像是积了一层霜，因此诊断出她是因胃受寒而引起的打嗝症状。于是外公就给邻居推荐了一个老偏方：生八角 100 克，用两碗水煎到剩下一碗时，再加些蜂蜜煮沸，调好服用。

【外公说中医】

中医常说："甲为骨之末。"意思是说指甲是骨头的一部分。很少有人知道，指甲也能用来治病。

外公说，吃饱饭的时候打个嗝是很正常的，但如果连续不断地打嗝，自己又控制不了，就有点麻烦了。这种打嗝，医学上叫"呃逆"，一般是在受凉或进食过急、过快、过烫、过冷的情况下突然发生，吃辛辣食物尤其容易引起。

用科学的眼光审视此事，烧指甲治打嗝这个方法，奥妙在于指甲是不易燃的，点着之后能产生很多具有较强刺激性的烟雾，而且不会燃起明火。鼻子吸入烟后容易引起打喷嚏的神经反射，进而阻断、干扰引起打嗝的神经反射，从而止住了打嗝。后来外公也尝试过，找到内关穴和外关穴的位置，按压几分钟，也能止嗝。不烧指甲，只是刺激患者打喷嚏，比如用鸡毛轻撩一下鼻子，结果喷嚏一打，打嗝也就立即停止了。

外公还说，对于胃寒型的打嗝，还可以用八角汤来治。

偏方中的八角又叫大茴香，是止嗝的主料，蜂蜜则是作为调味，中和八角的气味以便下咽。另有一味药叫作小茴香，中药书籍明确记载它能"温中止呕"，适用于胃寒型的胃气上逆呕吐。在中医看来，打嗝也是胃气上逆，所以止呕的小茴香一样适用于止嗝。

虽然大茴香和小茴香是两味药，但成分却很类似，功效也相似。前面所说的八角汤用的是随处可见的大茴香，当然，如果有条件，这个偏方改为小茴香汤一样可行，对因胃寒引起的打嗝都非常有效。小茴香一般要到药店里去购买。

出门在外，如果打嗝不止，也有一种应急的办法，即按压内关穴。这个穴位很常用，能治很多病，希望大家记牢它的位置。

内关穴在小臂内侧的正中，离腕横纹两寸的位置（如将右手食指、中指、无名指三指并拢贴在小臂上，且无名指齐腕横纹的话，食指与小臂的交接处正中即内关穴）。从内关穴穿过胳膊到手臂外侧的对应位置，就是外关穴。正确的按摩方法是用拇指按压内关穴，与拇指对应，同时用食指按压外关穴，力度以感到酸痛为限。这样按压几分钟，打嗝一般就会止住。

治同一种病会有不同的方法，这得因人而异，因时而异。我们平时最好多掌握几种，这不仅可以帮助自己，还可以帮助周围的人，一举多得。

» 枸杞子泡茶：清扫代谢物，精力充沛迎接每一天

【偏方名】

枸杞子泡茶。

【食　材】

枸杞子。

【做　法】

每日取 10 ～ 20 克的枸杞子，用开水冲泡，当茶水饮用。

【外公问诊记】

外公有个朋友在一家会计公司上班，年薪很高，但压力也大，总有辞职的念头。了解他的苦衷之后，外公告诉他一个缓解压力的好办法，就是用枸杞子泡茶喝。

朋友依照外公说的方法，每日取 10 ～ 20 克的枸杞子，用开水冲泡，当茶水饮用。枸杞子味变淡消失后，就换上新的枸杞子泡水。朋友连续喝了一个月枸杞子水后，他说现在上班精神好了很多，渐渐打消了辞职的念头。

【外公说中医】

外公说，像他朋友这种因为工作过度而引起的疲劳，主要是由于体内的能源物质过度消耗，导致能量不足。大量能量消耗的同时会产生大量的代谢产物如乳酸、丙酮酸等，这些代谢产物作为人体的垃圾，是导致疲劳的重要原因，如果休息时间不足，体内的垃圾老是清除不干净，自然就会整天觉得很累。要消除这种工作疲劳，喝枸杞子茶就是个妙招。

枸杞子含有一种叫作"枸杞多糖"的物质，能够加快清除体内代谢产物的速度，清除体内的垃圾，这好比原来环卫工人扫大街用扫帚，扫了半天才能清洁几百米，但用上了专业的清扫车后，五分钟就能把一条街扫得干干净净。

枸杞子还能增加肝脏里肝糖原的含量。糖原这东西是一种能量储备，肝糖原增多，就意味着人体备用的能量多，干活时就能保证能量供应，人自然就没那么容易疲劳了。

外公还说，现代研究还发现，枸杞子除了能抗疲劳以及有一定的降血糖、降血脂的辅助功效之外，还可以在一定程度上提高免疫力。几千年前的古籍《神农本草经》对枸杞子是这样评价的："久服坚筋骨，轻身不老，耐寒暑。"

在选择枸杞子上最好能认清产地，目前我国主要有三个地区出产枸杞子：一是甘肃张掖一带的"甘枸杞"；二是宁夏中卫、中宁等地的"西枸杞"；三是天津地区的"津枸杞"。其中，以宁夏出品为佳。

» 按摩鼻子：对它好点，将感冒拒之门外

【偏方一】
摩鼻。
【部 位】
鼻子。
【做 法】
用食指和拇指先按着鼻梁的上端，以此为起点从上往下揉搓，注意要搓到鼻翼的部位，反复揉搓，到局部发热为止。然后按鼻周，即用两根食指分别压住鼻唇沟，从上往下反复揉搓，到局部发热为止。最后用食指打横，紧挨着鼻孔，从左到右或从右到左反复揉搓，到局部发热为止。

【偏方二】
洗鼻。
【材 料】
盐，温水。
【做 法】
先倒满一杯温热的清水，放一点盐；比例大概是1：50。等盐溶化后把鼻子凑上去，让两个鼻孔浸泡在水里，然后吸气、呼气，来回冲洗鼻腔。

【外公问诊记】

有位患者因为体质比较差，经常感冒，三天两头发烧头痛，于是专门向外公请教预防感冒之道。外公告诉他最好的办法就是增强身体的免疫力，增强免疫力不是吃补品，而是去运动，比如每日跑步。但这位患者说自己懒惯了，不爱跑步，刚退休时买的跑步机还放在家里，也没用上几天。

听他这么一说，外公索性告诉他一个懒办法：摩鼻加洗鼻法。摩鼻，就是按摩鼻子以及鼻周。用食指和拇指先按着鼻梁的上端，以此为起点从上往下揉搓，注意要搓到鼻翼的部位，反复揉搓，到局部发热为止。然后按鼻周，即用两根食指分别压住鼻唇沟，从上往下反复揉搓，到局部发热为止。最后用食指打横，紧挨着鼻孔，从左到右或从右到左反复揉搓，到局部发热为止。需要注意的是，在揉的时候食指一定要紧挨着鼻孔，这样嘴唇和鼻翼都可以揉到，一举两得。另外，如果患者担心手指会磨损皮肤的话，可把石蜡油或婴儿油之类的油性物质涂在手指上，以减少摩擦时的阻力。

洗鼻是指用盐水来洗。先倒满一杯温热的清水，放一点盐，比例大概是1：50。等盐溶化后把鼻子凑上去，让两个鼻孔浸泡在水里，然后吸气、呼气，来回冲洗鼻腔。需要注意的是，吸气的时候要注意控制力度，只需轻轻用力，让盐水能泡住鼻孔就可以了，水蒸气会飘进鼻孔更深的地方。

这位患者学了外公的方法高兴地回去了。半年后他告诉外公，自从摩鼻和洗鼻后，以前两周感冒一次的频率已经大大降低了，三四个月都不会有一次了！

【外公说中医】

外公说，感冒是常见病，治起来虽然不困难，但每个人都很关心如何减少感冒的发病率。

摩鼻和洗鼻这两个方法结合起来使用，为什么能预防感冒？我们知道感冒病毒侵入人体，首先突破的防线就是鼻子，那里有黏液、鼻黏膜上的纤毛以及免疫细胞，作为防御系统的"三剑客"它们发挥着重大作用。黏液是鼻涕的主要成分，能像胶水一样粘住病毒；纤毛，就像扫把一样，会不断地向鼻孔外摆动，把粘住病毒的黏液向鼻孔外扫出去；免疫细胞则能分泌抗体，直接杀灭病毒。说得形象点，病毒一迈进鼻子这道防线，一只脚被黏液粘住动弹不得，然后免疫细胞分泌的抗体就冲上来将它们轻松干掉，最后被纤毛扫地出门外。

摩鼻加洗鼻法的目的就是保持并加强"三剑客"的防御功能：按摩鼻子，主要目的是增强鼻子的血液循环，让气血运行通畅，保证"三剑客"的营养供应。洗鼻的目的是通过用浓度为2%且有杀菌作用的盐水，冲进鼻腔，帮助免疫细胞杀菌抗敌，同时也可帮助纤毛尽快把病毒冲刷出来；而且通过洗鼻还给鼻子补充了水分，保证黏液能充足分泌。这样一来，预防普通感冒就是小菜一碟了。

» 鱼肉鱼油：饭桌常常见，抑郁全不见

【偏方一】

人参茶。

【食　材】

人参片3克，水。

【做　法】

取人参3克，泡水饮用，每日2～5次。

【偏方二】

鱼肉鱼油。

【食　材】

鱼或鱼油胶囊。

【做　法】

每周吃两次或两次以上的鱼类食物，或者鱼油胶囊每天吃1粒。

【外公问诊记】

外公的朋友聚会的时候，大家都会抓住外公问一些健康上的问题，每次

都几乎成了一个义诊会。上次聚会，一个女同事偷偷把外公拉到一边，说她现在是有苦难言。

原来，她在外人看来一帆风顺，但实际上压力大得很，每日都担心年底时能否完成任务指标。另外，家庭生活也不如意，老公的脾气很大，两人在家里经常吵架斗嘴。她虽然在人前保持着笑容，但心情其实一直非常低落，有时候甚至情绪低落得很痛苦。最近去看心理医生，才得知自己得了抑郁症。医生给她开了些抗抑郁的药物，但她对药物很敏感，一吃，药物的副作用就显现出来了，只好停掉。

于是外公就问她，有没有尝试过心理治疗手段。她说因为要约时间去找心理医生，还要面谈一个小时以上，一来她抽不出时间，二来她完全不习惯对陌生人讲出自己的私事，所以心理有些排斥。她希望外公看看有没有什么方法能帮她。外公想了一下，告诉她一个很简单的偏方：喝人参茶。人参的种类很多，如高丽参、野山参、西洋参、红参等，具体选哪一种不太重要，只要每次将人参切片，取 3 克左右泡热水饮用即可，每日服用 2～5 次。

这个女同事说这个偏方倒是方便，市面上有专门的人参袋泡茶售卖，但是她不明白的是，人参明明是补品，怎么也可以拿来治疗抑郁呢？

外公向她讲解了其中的原理，她越听越开心。她回去后，就吃鱼油泡参茶，时不时还做点西洋参炖乌鸡、西洋参煲乳鸽、西洋参羊肉汤之类的吃吃。过了一段时间外公再见到她，发现她气色很好，人也开朗多了，她高兴地跟外公说，现在差不多可以说是和抑郁症拜拜了。

【外公说中医】

外公说，其实人参治疗心情烦躁、抑郁等精神症状的功能，在古医书里早就有记载，如《神农本草经》就记载人参能"补五脏，安精神，定魂魄，止惊悸"。只是人参补益五脏的功能太过有名，光芒过于耀眼，掩盖了其他功效，让一般人完全忽略了人参还可以"安精神，定魂魄，止惊悸"。

现代医学研究证实了人参治疗抑郁的功效，并且明确起效的成分是人参所含有的人参皂苷，其治疗抑郁症的原理与抗抑郁药里的三环类抗抑郁药相似，能够降低大脑里引起抑郁感觉的神经物质含量，从而达到治疗的效果。

虽然用人参来治疗抑郁症的效果要比真正的抗抑郁药差一些，但常吃抗抑郁药总会有这样或那样的副作用，常喝人参茶呢，就安全得多了。而且现代研究还发现，人参皂苷对脑神经细胞有兴奋作用，对脑缺氧损伤的神经细胞有保护作用，还能促进神经细胞之间的传递，增强学习和记忆能力。既能抗抑郁，又提神醒脑。像外公那个女同事这样压力很大，又整天用脑的情况，当然最适合不过。外公还特别提醒，有些人吃红参、野山参可能会流鼻血，如果出现这种情况，换服西洋参就可以了。

外公还说，其实防治抑郁症有很多方法，吃深海鱼油、吃鱼也可以防抑郁。保健药品里的鱼油是从鱼中提炼出来的，老年人坚持服用这种保健品，能降低心脑血管疾病的发生率，延年益寿。调查研究还发现，鱼油对抑郁症有不错的疗效，常吃鱼的人抑郁症发病率也明显低于没有吃鱼习惯的人群。每周只要吃鱼类食物或鱼油胶囊两次以上，就能减轻抑郁状态。

抑郁症不像其他病症那样，可以通过切断传染源、打预防针增加机体抵抗力等措施进行防治，但抑郁症也并非完全不能预防。各个年龄的躯体疾病、酗酒、吸毒、乱用药等不良生活方式，都可以导致抑郁发病，防止这些体因性的因素侵害人体，再配合吃鱼油、泡参茶的偏方，加强心理免疫能力，减少抑郁症的发生。

》 葛根煮粥：保护心脏，降低血压

【偏方一】

杜仲茶。

【食　材】

杜仲 10 克，水适量。

【做　法】

将杜仲泡水服用，早晚各 1 次。

【偏方二】

枸杞酒。

【食　材】

枸杞子 300 克，白酒 1 千克。

【做　法】

将枸杞子浸泡在白酒中，浸泡 2 星期左右。晚上饮 1 小杯。

【偏方三】

葛根粥。

【食　材】

葛根 30 克，粳米 100 克，水适量。

【做　法】

将葛根与粳米，加水煮粥服用，每日 1 次。

【外公问诊记】

　　一位退休干部在吃饭时突然觉得天旋地转，头晕眼花，急忙来找外公看病。外公检查后确定他的症状是由血压高引起的，于是给他用了降压药。症状消失后，老人说他以前吃西药有严重的副作用，所以很畏惧西药，问外公在继续治疗中有没有食疗的方法可以采用。于是，外公提供了几个偏方给他，毕竟中药降压的选择还是挺多的。

　　首先推荐的是杜仲。用新鲜的杜仲，或者药房里卖的杜仲（药房里卖的都是用杜仲皮炮制而成的），一次以 10 克杜仲泡水服用，早、晚各一次。

　　接着，外公推荐了枸杞子。枸杞子可以泡茶，也可以泡酒。泡酒的比例一般是 300 克枸杞配上 1 千克白酒，浸泡 2 周左右即可。

　　听外公讲了这么多偏方，他有点糊涂，不知道使用哪个偏方最好。外公告诉他这没有最佳答案，因为上面这几个偏方都有明确的作用原理，疗效肯定，只是各自的作用机制不同，要因人而异。任何偏方或药物都不可能是100％有效的。对这些调节血压的偏方，不要想着一试就能见效，使用时应当经常监测血压。有明显效果的话就放心继续使用，无效的话再另想办法，这才是科学的态度。

他回去后尝试了几次，两周后过来跟外公说，他用枸杞子20克泡水，一天喝两次，发现血压很快就平稳下来了。外公告诉他还要继续注意定期监测血压，如果效果不好，那就要及时调整。

【外公说中医】

外公说，《神农本草经》记载杜仲有降压的功用。现代研究也发现，杜仲含有一种叫松脂醇二葡萄糖苷的成分，它能抑制血管壁平滑肌的钙离子内流，使血管扩张，从而达到降压的目的。在降压药里有钙离子拮抗剂这类药，就是专门抑制钙离子内流的，比如大名鼎鼎的拜新同、圣通平等，都属此类。常喝枸杞酒有两个好处，一是枸杞子里的枸杞多糖对于收缩压、舒张压都有降低作用；另一个是里面含有的少量酒精成分能起到活血通窍作用，还能降低日后心脑发病概率。

葛根也有降压作用，取30克葛根与100克粳米，加水煮粥服用，一日一次。葛根这味药的历史很悠久，《诗经》里就有一首名为《采葛》的诗。葛根里含有的葛根素能降低高血压患者血浆内皮素（ET）的水平，从而达到降压效果。另外，葛根对高血压常引起的心脏肥大症也有疗效，有保护心脏和逆转肥大的作用。

最后还要提醒一下，中药降血压的疗法在医学界虽然公认有效，但降压效果也是有限的。如果以上方法效果不好，还应该及时服用医嘱的降压药，毕竟把血压控制住才是最重要的。

» 早晚一杯茶：调理身心，失眠一去不回来

【偏方名】

早晚喝茶。

【食 材】

红茶，枸杞子，柏子仁（五味子）。

【做 法】

早茶：上午 10 点前喝红茶。晚茶：枸杞子茶。取枸杞子 15 克，柏子仁 15 克（也可以用五味子 10 克代替）开水冲泡，加盖焖 5 分钟，每晚代茶饮用。

【外公问诊记】

严女士来找外公看病，严女士今年快四十岁了，曾有一段时间患上了重度失眠症，常常夜不能眠，或者睡后很容易醒，醒来后又无法入眠，如此反复让她疲惫不堪。这究竟是什么原因造成的呢？

严女士虽然事业成功，却依然单身。父母为女儿的终身大事发愁，但他们不知道女儿一直没能走出失恋阴影，所以父母屡次安排相亲，变成了对她的一种刺激。一段时间下来，严女士不仅人消瘦了，脾气也变得急躁易怒。晚上睡不好，白天没精神，经常感觉头昏眼花、头痛耳鸣，工作效率也下降了不少。后来吃了一段时间安定药，而且越吃剂量就越大。她担心吃多了上瘾，又怕有副作用，因而希望外公能提供一个安全妥当的方法。

考虑到严女士的失恋和发病情况，觉得复杂的方法不适合她，于是就介绍了一个喝茶治失眠的轻松办法。早上 10 点前喝红茶，晚上喝五味子、柏子仁茶可安神、安眠。严女士听了觉得很奇怪，通常都说喝茶让人兴奋，那样岂不是越喝越失眠吗？

其实喝茶治失眠是有讲究的，早上喝和晚上喝作用各不相同。早上要喝普通的红茶，这确实是有兴奋作用的，目的是提神醒脑，这样白天精神足一些；晚上要喝枸杞子茶，用枸杞子 15 克，加柏子仁 15 克或五味子 10 克开水冲泡，加盖焖 5 分钟即成枸杞子茶，其中五味子、柏子仁这两味药都是中医里经典

的宁心安神、安眠镇静类药物。对于严女士这样长期失眠，因失恋导致一系列心理压力的疲惫状态正好适合。

外公还告诉严女士，除了喝茶外，最关键的是要保持心情放松、乐观，她正是因为失恋的心理打击才导致失眠。只有进行心理调节，过了失恋这道坎，想开了，这失眠就能完全消除了。

严女士回去后停了安定药，坚持用以上的偏方治疗了一段时间，果然每日晚上都睡得挺好。在业余时间，她经常参加活动，广交朋友，渐渐地走出了失恋的阴影，不喝茶也能睡得着、睡得香了。又过了一段时间，她找到了自己的白马王子，从此她的失眠就完全断根，一去不复返。

【外公说中医】

外公说，睡眠对人的健康至关重要，甚至有人认为"睡眠是最好的药"。俗话说："千金难买好睡眠。"人一天一般需要8个小时以上的睡眠时间，且应该保证睡眠的质量。

如果长期睡眠不足或睡眠质量太差，大脑的疲劳难以恢复，其机能就会受到严重影响，聪明人也会变糊涂。很多人神经衰弱就是严重睡眠不足引发的。

《本草纲目》记载，柏子仁具"养心气，润肾燥，安魂定魄，益智宁神"之效，五味子里的五味子甲素、丙素、醇乙，柏子仁里的柏子仁皂苷和柏子仁油均有确切的改善睡眠的功效。至于枸杞子，虽然没有直接的安眠作用，但它却是一味滋补中药，可以抗疲劳，加快清除体内的代谢产物。

» **伤湿止痛膏贴肚脐：精神清爽不晕车，不再害怕交通工具**

【偏方名】

伤湿止痛膏贴肚脐。

【部　位】

肚脐。

【做　法】

每次坐车或是坐飞机前半小时，先用温水将肚脐周围的皮肤洗干净，然后在上面贴上伤湿止痛膏；如果觉得这样做不保险，还可以在内关穴上贴两张。

【外公问诊记】

外公的一个朋友来找外公看病，其实也不是什么大毛病，就是晕车晕船。以前年轻的时候还好，可以挺过来，现在上了岁数，觉得自己哪里还禁得起这番折腾，每次都呕吐得非常严重，现在严重得连坐电梯也会晕，这给自己的孩子也带来了很多的不方便。

他说自己每次外出都会吃晕车药，但是效果并不明显。大多数人感觉是上车或是上飞机之后才能吃晕车药，其实这样的做法是错误，应该提前半个小时到一个小时吃晕车药，这样才能使药效得到发挥。

外公听完以后，告诉他一个小妙招，就是每次坐车或是坐飞机前半小时，先用温水将肚脐周围的皮肤洗干净，然后在上面贴上伤湿止痛膏；如果觉得这样做不保险，还可以在内关穴上贴两张。这样提前做好准备，基本上就不会出现晕车现象了。

没过两天，朋友因事情外出，于是按照外公告诉的方法预防，非常神奇，什么不适的症状都没有发生。

【外公说中医】

外公说，他以前最害怕的就是坐车，因为外公每次坐车都是头晕目眩的，经常晕车。出门的时候尽量骑自行车，很少坐公交车。好在当时出门的次数不多，所以这种痛苦的记忆也不是很多。过了几年，随着年龄的增长，外公居然已经适应了坐车，再也没有什么晕车难受的感觉，渐渐将这件事淡忘了。

后来外公学医之后才明白，他的症状是晕动症，所谓晕动症，是指人们在乘船，坐车或飞机时，船、车或飞机的速度时快时慢，加上颠簸震动，极大地超过了内耳平衡器官的适应能力，因而出现头痛、头晕、呕吐、恶心、虚脱、休克等症状，同时还伴有出冷汗、脸色苍白、心动过速或过缓等症状。如果身体素质不是很好的人，同时周围的环境极为污浊，则容易诱发或加重该病症。

　　晕动症在旅途当中很容易出现，一般人在出发之前服用晕车药就可以了，但是对于一类人群而言，吃止晕药也不能缓解症状，如果遇到这样的症状应该如何处理呢？医生也许告诉你一些缓解的方法，譬如用湿毛巾敷在脸部或腹部缓解症状；或者在坐车或坐船之前不要进食，当恶心作呕时，就赶快找个地方吐个干净，吐完之后便恢复正常了。但是，这些方法只能起到缓解的作用，不能根本消灭晕动症的发作。

　　为什么将伤湿止痛膏敷在内关穴上面？外公说，因为中医里面讲到"公孙内关胃心胸"，其主要含义是公孙穴和内关穴专治胃部、胸部的不适，对于晕车时出现的症状十分适用。在中医学中，脐部又名神阙，它与脾胃的联系非常密切，其经脉与任脉、督脉相关联，因此敷脐疗法是中医最常见的止晕方法。临床上对怀孕后剧烈呕吐、梅尼埃病都能起到明显的作用。这两种病都会引起非常强烈的恶心，相比之下，晕动症的症状还是比较轻的。所以，伤湿止痛膏对晕车的人而言是最好的选择。

　　晕动症患者如果一时之间找不到伤湿止痛膏，创可贴也可以起到相同的作用，只要贴对地方就行。这个偏方主要依靠对穴位的刺激，贴膏上的药物只是起到刺激的作用。

》 敷上土豆片：防止打吊针多了得静脉炎

【偏方一】
土豆片敷法。

【食　材】

土豆。

【做　法】

将土豆切成土豆片或者是捣成土豆泥，土豆片或土豆泥外敷，2～4个小时更换一次。

【偏方二】

六神丸治疗法。

【食　材】

六神丸、酒（蜂蜜或者是醋都可以）。

【做　法】

六神丸适量研磨，用酒、蜂蜜，或者醋调成糊状，然后均匀地涂在静脉炎的患部，用纱布包好并固定。一般每日敷2次，每次敷4个小时。

【外公问诊记】

有一天，从门外来了一个手臂红肿的人，他是从门口的门诊输完液过来的，这个人看样子有四十多岁了，一脸痛苦的表情，看见外公就说，让外公救救他。

外公让他坐下来慢慢说，这个男人就陈述了自己的病症，那就是每次输完液都会出现手臂红肿的现象，还有一些微微的疼痛感，这样持续很多年了，因此问问外公有没有解决的办法。

外公说，这是静脉炎的症状，其实这种病症还是很好处理的，只要用土豆就好了。先将土豆洗净，再切成约0.3厘米厚，直径约3厘米的圆形或2厘米×4厘米的长方形的薄片；然后沿静脉炎的走向一个接一个贴敷；最后在土豆片上包一层保鲜膜，2～4个小时更换一次即可，这样的方法非常省事。

当然，若是想让效果更好一些，外公还说了另外的一种方法，那就是用六神丸的方法。

将六神丸适量研磨，用酒或蜂蜜，也可以用醋调成糊状，然后均匀地涂在静脉炎的患部，包上纱布再用胶布固定。每次敷 4 个小时，每日敷 2 次，不过要注意在敷药后定期往纱布上滴水，以保持湿度。一般用上三四天就能把病治好。

这个病人听了以后，赶忙谢了外公，然后就回家准备去了。没过几天，给外公打电话说，他的静脉炎只要一用这个方法红肿就立刻消失了，他现在依旧每天都在坚持用，争取早日康复。

【外公说中医】

外公说，现在去看病，医生往往喜欢给患者开吊瓶，患者本身似乎也对打针输液很有偏好。究其原因，在于大多数人认为打吊针是见效最快的医疗手段。一项资料统计显示：在中国医院就医的患者打吊针率达到 90%，而在外国只有 30%。患有静脉炎的人越来越多，显然跟中国人喜欢打吊针有关。

静脉炎是因药物刺激血管壁，产生局部血管及皮肤组织炎性渗出，或者打吊瓶时手脚移动，使药液渗出到血管外组织而引起的一系列炎症。临床表现是患肢有条索状硬结，压痛明显，局部皮肤变红、发肿、发热、疼痛。一般来说，只要用热敷的方法就能治愈。

土豆片敷法是有科学原理的，因为土豆含有胆碱烷衍生物茄碱，能促进血液循环，起到活血、化瘀、止痛作用；同时土豆所含的大量淀粉具有吸水作用，能吸收发炎、肿胀组织里的水分，从而起到良好的消肿效果。

六神丸是由珍珠粉、牛黄、麝香、雄黄、冰片和蟾酥组成的，有清热解毒、消痈止痛的效果。现代研究发现，六神丸里最主要的成分是蟾酥、牛黄和冰片，这三味药具有强大的消炎止痛效果，因此用于静脉炎很对症，所以能收到显著的效果。

外公还讲了一个有关六神丸的传说：上海有个孤儿叫雷云尚，长大后做生意富甲一方，常接济穷人。有一年江南旱灾，饥民涌进上海，雷云尚开灶赈济饥民。到第四十九天二更时分，一个要饭的老公公在门外怒喝："自己因腿脚不便来迟了，雷家就不给饭吃，原来是假善人！"伙计赶紧向他解释，雷掌柜的儿子嗓子肿痛，求医服药无效，掌柜为此愁累，才提前收档歇息。

老公公吵嚷说:"他儿子就金贵?我就该饿死!"雷云尚出来问清原委,当即给老公公赔礼,吩咐伙计准备饭菜。老公公吃饱后抹抹嘴,说:"我老汉从不白吃,听闻令郎患喉症,我说一药,服后即愈!"于是用手指蘸茶水在桌上写下"珍珠粉"三字,便飘然而去。雷云尚正惊疑,外面又来一瘸腿老公公讨饭吃。他吃饱之后,也用手指蘸水写了"牛黄"两字就走了。当晚前前后后来了六个人,饭后都说了一种治喉病的药物。雷云尚突然明白:"这是仙人在救我儿子啊!"次日就命伙计备齐六味药:珍珠粉、牛黄、麝香、雄黄、冰片和蟾酥,煎水给儿子服下。才服2剂,雷云尚的儿子就张口说话,并能吃能喝了。雷云尚想到此药可以造福世人,于是出钱购置药材,研末制丸……这就是传说中六神丸的来历。

由于六神丸有较强的消炎镇痛作用,所以除了静脉炎,也可作为家庭常备的中成药,用于治疗口疮、咽喉肿痛、扁桃体炎;外敷还可治疗疖疮、痈疽疮毒、红肿热痛等急性皮肤感染和炎症。如果用于止牙痛、牙龈炎、牙周炎等,效果也特别好。其治疗方法是:每次含服4粒,再用5~10粒研成细末,涂于患部,1个小时左右疼痛就会消失。

但是外公强调了一点,不能把六神丸当作保健品滥用,因为它里面的蟾酥、雄黄均有一定的毒性,小孩子要格外注意按说明书上的用量使用。此外,六神丸含有的麝香易引起孕妇流产,所以孕妇忌用。

» 晨起调呼吸:健肾通经,征服小便失禁

【偏方名】

晨起呼吸法。

【部 位】

舌头,眼睛,肛门。

【做　法】

早上起床之后，先深深地吸一口气再呼出来，让呼吸均匀，然后用舌头抵住上腭（持续的时候保持发"儿"的音），眼睛向上看顶部。随后吸气，肛门随着做收缩的运动，然后放松呼吸，反复不少于 20 次。

【外公问诊记】

冯叔叔来找外公看病，然后跟外公说了自己的病症。冯叔叔快六十岁了，但是每次他去别人家做客，都会给别人家的沙发上留下一摊水，这样很多人都不愿意让他进门，并且有时候在走路的时候，也会在不知不觉中尿出来，因此很多人都在背后指指点点的，冯叔叔觉得自己很没面子，时间长了，就不愿意出门了。

但是听说外公在这里开了一个诊所，于是就过来问问，有没有什么可以解决的法子。

外公询问冯叔叔这个症状有多长时间了，冯叔叔说已经一年多了，外公沉思了一会，说："你这个是小便失禁的症状，一般小便失禁是控制不住自己的大小便，你这个已经是没有感觉了，状况还是比较严重的，所以治疗的力度也会大一些，我建议你最好去大医院看看，然后再辅助我的治疗。"

冯叔叔说："我不是没去大医院看，但是看了很久也没治好，还是这种状态，钱也没少花，一点作用也没有。"

外公就说："这样吧，你先按照我的方法试一试，要是起作用你就继续服用，要是不起作用你再过来。"冯叔叔连忙点头。

外公就给他开了一个方子，是一个运动的方法，早上起床之后，先深深地吸一口气再呼出来，让呼吸均匀，然后用舌头抵住上腭（持续的时候保持发"儿"的音），眼睛向上看顶部。随后吸气，肛门随着做收缩的运动，然后放松呼吸，反复不少于 20 次。并且外公反复强调，一定要每天坚持锻炼，这样才会见效。

冯叔叔谢过外公，就赶忙回家了，过了两个月，再见冯叔叔的时候，他对我说，外公给他的方法他试了，真的有效，现在他依旧每天都在坚持。

【外公说中医】

外公说，这个从传统医学的角度并不难解释，主要的问题在肾上面。肾主水，在水液代谢的整个过程当中，肾气可以说是代谢的原动力，对每一个环节的功能都起到调节的作用，水液代谢是否正常直接反应肾功能的正常程度。而且，肾主管大小便，与膀胱互为表里，膀胱所运转的动力也是由肾提供的，可见大小便出问题，肯定与肾有很大的关系。

恐伤肾，肾气不充足就会导致膀胱的懈怠，收束无力，小便失禁的问题也是很正常的。其实，《黄帝内经》中就提到过惊恐会致使人的大小便失禁，《素问·举痛论》中讲："恐则精却，却则上闭，闭则气还，还则下焦胀，故气不行矣"。意思说的是，恐惧会导致上焦闭塞，精气下泄而无法正常的运行，肾气不行，肾主管大小便的功能也就会丧失，人就没有办法完全控制住排泄。所以，在受到非常严重的惊吓以后，有的人甚至出现大小便同时失禁的表现，这是因为体内的气机出现了紊乱。

如果不及时进行救治，可能长期无法痊愈，甚至引起其他的病变。所以对于小便失禁，不要觉得非常难为情，总是藏在心里，这种惶恐不安的情绪也会影响到肾气，让小病拖成大病。古人养生，注意在每个细节之中，即使是小便这样非常隐晦的事情，他们也会细心观察，不让自己的身体出现任何差池，苏东坡就在《养生杂记》中写道："要长生，小便清；要长活，小便洁。"

外公说这个秘方就是通过利用我们的意念来调动我们体内的气，将不正当的饮食和负面情绪影响而紊乱的气回归本位，符合人体流动的需要。

这个动作虽然简单，但是蕴含的中医哲理是非常深的。外公说，任脉和督脉都由我们的口中断开，舌抵上腭，就是将这两条经脉连接在一起，任脉导引壮肾法就是利用呼吸之法让体内的气血正常地运行，还有很好的生津作用，可以健肾壮肾。任脉下行，督脉上升，气血畅通，身体的问题就可以得到调节。而肛门的收缩动作可以起到制约膀胱的作用，功效非常的全面。最重要的是，假如你长期坚持，会发现，导引完以后，口中生津。这时候，你需要将津液缓缓地咽下去。要知道，"津液"可是非常珍贵的东西，道教将津液称为"长生酒"，认为津液可以濡养内脏、骨髓，滋润头发、五官，好处非常多。

» 舌头功：老忘事可预防，赤龙搅海帮您忙

【偏方名】

舌头功。

【部　位】

舌头，牙齿。

【做　法】

1. 用舌头将牙床抵住，在口中沿着一定的规律进行转动（顺时针或逆时针），反复搅 10 次，然后用牙齿轻叩 40 次，然后以口中唾液鼓腮运动 10 次，最后将唾液咽下。一日 3 次。

2. 稍微将嘴半张，尽量将舌头伸出后缩回，反复进行 15 次，然后学习"蛇吐信"的方式，把舌头伸出后左右摆动 20 次。上述动作做完后，同样将口中的唾液咽下。一日 3 次。

【外公问诊记】

前几年，有位张大爷，每天都拿着鸟笼子在小区里面溜达。但是有一段时间看不见张大爷的身影了。有一次，我和外公出门买东西，正好碰到了张大爷的家人，外公就问起了张大爷的近况。

张大爷的儿子叹了口气说："老爷子今年六十五岁了，但是最近总是丢三落四的，有时候刚刚说完的事情，一转眼，他就忘记了，上次我妈让他出门买一瓶酱油，过了很久都没回来，我们出门找了半天，才发现他忘记了回家的路。我和妻子就带着老爷子去医院检查了，诊断结果是脑动脉硬化，也就是说即将发展为老年痴呆症，于是给老人开了一些改善脑血液循环的药物，但是很长时间也不见好，于是我们就不让他出门了，这样更安全一些。"

外公听了之后，要求见一下张大爷。外公见到张大爷，问了张大爷一些事情，张大爷的记忆力还是不好，有时候连自己儿子的名字都忘记了。于是外公就对他的儿子说，老爷子的情况不是很好，他想给老爷子开一个小偏方，先试试，要是有效果就一直治疗就可以了。外公嘱咐老人按照医嘱服药，另

外他推荐了一种舌头功，配合治疗。

这套舌头功，还有一个学名"赤龙搅海"，操作方法如下。

1. 用舌头将牙床抵住，在口中沿着一定的规律进行转动（顺时针或逆时针），反复搅 10 次，然后用牙齿轻叩 40 次，然后以口中唾液鼓腮运动 10 次，最后将唾液咽下。一日 3 次。

2. 稍微将嘴半张，尽量将舌头伸出后缩回，反复进行 15 次，然后学习"蛇吐信"的方式，把舌头伸出后左右摆动 20 次。上述动作做完后，同样将口中的唾液咽下。一日 3 次。

张大爷的儿子听完了以后对外公非常感谢，然后说自己一定每天都让父亲练习。

就这样过了两个多月，又一次我出去买东西，竟然看见张大爷，张大爷也看见我，还准确地叫出了我的名字，看来张大爷的病症已经好了。

【外公说中医】

外公说，现在不少上了年纪的老人，都担心自己患上老年痴呆症。他们感觉得了这个病以后，连基本的生活都不能自理，会给家人带来很大的麻烦，自己在别人的眼中，一点尊严也没有了。其实老年痴呆症是一个由浅入深的过程，如果患者以及家人可以早发现，及早进行干预，就很有可能将病情控制住。

老年痴呆从中医的角度来看，主要是因为年老体弱，脏腑功能衰弱而引起的，尤其与心、脾、肾三脏有着非常密切的关系。而人的舌头，与心、脾、肾三脏都是相连接的，通过运动舌头，就是对心、脾、肾三脏进行调节，可以说是"动一舌而调三脏"。

此外，运动舌头之后会刺激出很多的唾液，从中医的理论来看，"肾在液为唾"，唾液就是肾精所化生的，因此将唾液咽下后，能够起到补肾作用。中医理论还认为，牙齿是由肾之精气所濡养的。所以刺激舌头就是运动肾脏，以及叩击牙齿，也是起到补益肾脏的功能。因为中医理论上讲肾藏精，精生髓，髓聚于脑，所以说肾脏是生髓的器官，脑为聚髓之海，采取吞唾液，叩牙齿，所起到的作用就是补脑。

外公还说，老年痴呆症与老年人血管退化、狭窄从而导致大脑细胞慢性缺氧缺血，引起大脑神经的损伤、退化有关。对舌头进行刺激，能够有效提高血液对脑神经的补给，改善脑部缺血状况。舌头是大脑神经末梢的一部分，经常运动舌头，可以对神经末梢进行刺激，减缓大脑神经细胞的功能退化。在临床治疗上，医生经常会用针刺舌头的方法对痴呆病人进行治疗，效果非常突出。同时，现代临床还发现老年痴呆患者舌底静脉往往出现严重的瘀滞与曲张。通过对舌头进行活动，能够促进舌底下静脉血流的运动，从而有效降低曲张、瘀滞的程度。

此外，根据研究发现，人体分泌唾液的腺体，会分泌出一种叫"Ghrelin"的物质。这是一种生长激素的内源激素，有些学者称其为"返老还童素"。经过研究发现，"返老还童素"在大脑的记忆、学习、睡眠等多种神经功能中扮演了很多的重要角色。对于健康人来说，"返老还童素"的含量比较高，而像糖尿病、动脉硬化、心脑血管疾病的患者，该物质的含量较低。经常活动舌头，可以充分吸收"返老还童素"，对于治疗老年痴呆症，具有一定的积极意义。

张大爷就是这样每天都坚持练习，才让自己的毛病根治了。

》　有了甘麦红枣汤，你就少了很多烦恼

【偏方一】

甘麦红枣汤。

【食　材】

甘草 15 克，小麦 40 克，红枣 15 克。

【做　法】

将甘草、小麦、红枣一起放入锅中加两碗水，煎至一碗水，每天一碗，一个星期为一个疗程。

【偏方二】

百合莲枣甘草粥。

【食 材】

干莲子 30 克，红枣 10 枚，甘草 5 克，干百合 20 克，米 50 克。

【做 法】

将莲子、红枣用温水浸泡半小时，甘草包裹在纱布之中，将浸泡好的莲子与甘草纱布一同放入锅中，加水煮至莲子半烂，取出甘草纱包，另加大米、红枣，以武火煮沸，加入百合之后改成文火煮烂即可，如果想要增加口感，可放入少量冰糖调味。百合莲枣甘草粥煮好后，一天早晚各服用一次，两周为一个疗程。

【外公问诊记】

周大妈的儿子来到了外公的诊所，对外公说了周大妈的情况。周大妈今年六十岁了，她有个孙子，出生的时候就被诊断为先天性心脏病，虽然去了很多的医院，但是还是药石无灵，半年之前去世了。虽然她已经有了心理准备，但当它变为现实后，张大妈还是有些精神恍惚，坐卧不宁，持续失眠，全身酸痛。白天经常痛苦，惊恐不安，非常讨厌听到噪音，要是有家人安慰心情还好一些，严重的时候言语不清、神志模糊、小便失禁。她老伴一开始认为只是不能接受现实，过一段时间就会好，于是专门请假照看老伴，还决定带她出去放松心情，希望用旅途的愉快消除她的心病。但是已经陪护了很长时间，周大妈的状态并没有什么改变，于是叫儿子来问问外公有没有什么可以治疗的方法。

外公就为周大妈开了一张偏方，将莲子、红枣用温水浸泡半小时，甘草包裹在纱布之中，将浸泡好的莲子与甘草纱布一同放入锅中，加水煮至莲子半烂，取出甘草纱包，另加大米、红枣，以武火煮沸，加入百合之后改成文火煮烂即可，如果想要增加口感，可放入少量冰糖调味。百合莲枣甘草粥煮好后，一天早晚各服用一次，两周为一个疗程。

周大妈的儿子听完以后，就回家准备材料，两个月过去了，周大妈的儿子高兴地告诉外公，他母亲的病症已经完全治好了，现在人也精神多了。

【外公说中医】

外公说，从心理上来说，孙子离开人世是一个强大的刺激。周大妈60岁，处于过度年龄，体内雌激素逐渐减少，内分泌出现紊乱的症状。这一时期的女性，很难适应外界的强烈刺激，容易滋生悲伤等情绪，难过的事情在此时发生，结果心中的悲伤过于强烈，一发不可收拾，由此患上了抑郁症。

这种心情是完全可以理解的，有很多的抑郁症患者，很忌讳别人说自己得了病。因为在他们眼里，抑郁症如同精神病一样，得了抑郁症是一件非常让人堪忧的事情。外公说这种病症是"脏躁病"，这样可能不至于导致她出现过于激动的心情。至于治疗上，也并非选择抗抑郁的药物，可以选择有些非常简单的中医方剂进行治疗。

"脏躁病"这个名称，可以直译为"脏腑躁动不安"。它最早记载于汉代医家张仲景的《金匮要略》。历代著名的医学家认为，"脏躁"是一种以易哭泣、悲伤、烦躁、失眠、精神恍惚、心慌、胸闷等为主要行为的精神类疾病。而从现代医学的观点看，脏躁并非是单一的一种病症，而是包括了抑郁症、更年期综合征、经前期紧张症、癔症等多种疾病。因此张大妈的情况也是"脏躁"病症的范畴。

外公还说，《金匮要略》记载："妇人脏躁，喜悲伤，欲哭……甘麦红枣汤主之。"后代医学专著当中也有相似的记载，证明这个方子疗效确切，因此传承至今。这个方子操作起来极为简便：取甘草15克，小麦40克，红枣15克，两碗水煎至一碗水，每天一碗，一个星期为一个疗程。《灵枢》云："心病者，宜食麦"。在这个方子中，小麦能够和肝气、养心气，特别是调节心脏。小麦再配合甘草，有补养心脾之效，加配性味甘温的红枣，全方有调和心、肝、脾三脏之效。现代医学证明，甘麦红枣汤能够对大脑中枢的兴奋性产生抑制作用，可以帮助睡眠，起到改善心烦气躁等镇静安神的效果。换句话说，甘麦红枣汤是一种效果明显的镇静剂，对于心烦、失眠这些症状效果非常明显。

并且上面的这个方子其实是从甘麦红枣汤中演化出来的，加用了百合，可以润肺清心、安神益气。另外莲子养心安神的效果也不错。根据临床经验，"脏躁症"治愈率也是非常高的。

» 热毛巾法：助您改善老花眼

【偏方名】

热毛巾敷。

【部　位】

眼睛，额头。

【做　法】

晨起洗漱的时候，把毛巾浸入热水后，千万不要将毛巾拧得过干，折起来盖在额头和双眼部。眼睛微微闭上，直至毛巾的温度降低之后拿开。每天热敷 3 次，一个月为一个疗程。

【外公问诊记】

邻居家的陈奶奶来到外公的诊所，她说她有老花眼，因此一直戴着一副200多度的眼镜，但是最近却感觉自己的眼睛越来越花了，看什么都看不清楚，昨天遥控器就在桌子上，陈奶奶就没有看见，还趴在桌子上找了半天。陈奶奶说，这个病症越来越严重了，已经影响到了自己的生活，于是问问外公有没有什么可以解决的办法。

外公告诉她可以用热毛巾敷一下，就是早晨洗漱的时候，把毛巾浸入热水后，千万不要将毛巾拧得过干，折起来盖在额头和双眼部。眼睛微微闭上，直至毛巾的温度降低之后拿开。每天热敷 3 次，一个月为一个疗程。

外公还说，热毛巾法后，还可以进行按摩。用双手食指对两边的太阳穴进行按摩，中指对准瞳孔直上、眉毛中部的鱼腰穴，两根无名指对准眉毛内侧的攒竹穴，轻轻地闭上眼睛，按摩时最好有一定的节奏，按压的时候略带旋转按压的动作，每次按揉 30 分钟。此外，还可以对光明穴进行按摩。光明穴位于小腿外侧，外踝尖上 5 寸（除大拇指以外的四指并拢，在四指的中指关节上度量的长度为 3 寸）。每次可以按摩 10 分钟。

　　陈奶奶回去了以后，就按照这个方法治疗。大约半个月以后，我在商场买东西，碰见王奶奶，她告诉我，自从用了外公的偏方以后，现在的眼睛好多了，现在再戴以前的老花镜，看东西非常清楚。

【外公说中医】

　　外公说，热毛巾法和按摩这两个方法是非常古老的方法了，主要是通过刺激穴位，让眼睛周围的穴位得到按摩，从而能够更好地保护眼睛，让眼睛看得更加清楚。

　　外公还说，治疗老花眼大家可以试一试枸杞菊花茶。清代的陆定圃在其所著的《冷庐医话》一书中，极为推崇枸杞子、菊花为护眼的良药。当时还流行一种叫作枸菊丸的护眼良药，吃之前先用水融化。如果眼睛花的度数很大，不妨用上面说的方法试一试，对老花眼度数加深的有缓解作用。

»　自制粗盐包：赶走老寒腿

【偏方一】

粗盐包。

【部　位】

腿部关节。

【做　法】

　　首先，将一条毛巾对折，用线把三个边缝起来，仅留出一个洞口。缝的时候最好缝得细密一些，否则粗盐颗粒有可能会漏出。取一口锅，将买来的粗盐倒入，炒热至烫手为止，然后再将粗盐从刚才预留的洞口倒入毛巾，最后将洞口缝起来。这样，粗盐包就做好了。把做好的粗盐包放置在疼痛、怕冷的关节部位。每次热敷时间为 15 ～ 20 分钟，直到粗盐逐渐冷却。如果热敷包的温度比较高，可以在患处再多衬垫一块毛巾，防止烫伤。此外，热敷包还能反复利用，只需用微波炉加热即可。

【偏方二】

花椒水。

【材料】

花椒，水。

【做　法】

抓取一把花椒，加入适量水煎，待药物充分融入水中即可倒入盆中，先用蒸汽熏双脚，待水温降到可以下脚时则用来泡脚。在此过程中也可以不停地加入热的花椒水，最好让水盖过脚踝，一般需泡上半小时，待全身微微冒汗方可结束。

【外公问诊记】

楼上的张大爷有一种疾病，每天一到晚上或者是下雨的时候，腿就会变得非常疼痛，外公就告诉他，这种病症叫作"老寒腿"。

张大爷就说，每次犯毛病的时候，两条腿的关节处就非常疼痛，有时候都不能走路，生活也不能自理，自己的起居饮食全要靠家人来帮忙，最尴尬的还是上厕所，还要让儿子帮忙提裤子，张大爷总感觉这样非常麻烦儿子，因此想问问有没有治疗的办法。

外公说，给他介绍两个偏方。

偏方一，粗盐包。

制作粗盐包所需的材料很简单，只要一条毛巾和 1 千克粗盐。首先，将一条毛巾对折，用线把三个边缝起来，仅留出一个洞口。缝的时候最好缝得细密一些，否则粗盐颗粒有可能会漏出。取一口锅，将买来的粗盐倒入，炒热至烫手为止，然后再将粗盐从刚才预留的洞口倒入毛巾，最后将洞口缝起来。这样，粗盐包就做好了。把做好的粗盐包放置在疼痛、怕冷的关节部位。每次热敷时间为 15 ～ 20 分钟，直到粗盐逐渐冷却。如果热敷包的温度比较高，可以在患处再多衬垫一块毛巾，防止烫伤。此外，热敷包还能反复利用，只需用微波炉加热即可。

偏方二，花椒水。

在泡脚水里加一些花椒。花椒是性辛温之物，可以去除五脏六腑中的寒气，还能通血脉、调关节。首先，抓取一把花椒，加入适量水煎，待药物充分融入水中时即可倒入盆中，先用蒸汽熏双脚，待水温降到可以下脚时则用来泡脚。在此过程中也可以不停地加入热的花椒水，最好让水盖过脚踝，一般需泡上半小时，待全身微微冒汗方可结束。除了花椒，还可以在水里加上一些艾叶。热水加上热性的药物，祛寒效果会更好一些。

张大爷听了外公的话，回去就开始准备偏方的材料，不到半年，就打电话来说自己老寒腿的毛病已经全都好了，现在活动自如，还经常下去和小区的老年人聊天健身呢。

【外公说中医】

外公说，膝关节炎是一种属于中医痹证范畴的常见疾病，俗称"老寒腿"。膝关节炎常常是由于生理性老化导致的，症状表现为关节软骨营养不良，代谢异常，并出现骨刺。特别是到了大冷天，患有老寒腿的人可谓是备受煎熬啊。而夏天酷暑难耐，不开空调就热得浑身流汗，心情烦躁，但在空调房里待久了，人体的毛孔会张开，此时如不注意保暖，空调冷气就很容易入侵，导致有老寒腿的人出现关节僵硬、疼痛、畏寒等症状。

对于"老寒腿"患者而言，治疗必须以驱寒为主，科学的办法就是泡脚。中医里有这样一句话"百病从寒起，寒从脚下生"。人体有 12 条经脉，其中有 6 条运行于脚部，所以泡脚有刺激经脉运行的效果。气血充足了，血流通畅了，寒湿之邪便难以伤人了。此外，经常泡脚还对养生有着很大的益处。有句民谣说："春天洗脚，升阳固托；夏天洗脚，暑湿可祛；秋天洗脚，肺润肠蠕；冬天洗脚，丹田温灼。"

　　粗盐包这个方法能有效地快速缓解关节疼痛，只要坚持一段时间，就能明显改善症状。但肿胀、发炎的关节炎患者不能用此偏方。

　　外公还说，如果可以不得老寒腿那是最好的了，这里向大家介绍一个预防老寒腿的小技巧，非常简单而且有效。这个技巧就是干洗脚。不用水直接干洗脚，对老寒腿的预防有着很好的效果，而且无论在哪里都可以进行。洗脚时双手相合，抱住大腿根部，然后使劲向下按压，一直压到脚踝部，接着再从脚踝返回至大腿根部，一共反复20次，按摩时可以坐着也可以站着。这个方法主要原理是通过刺激腿部的经脉，来促进腿部气血循环，从而起到祛寒的效果。

　　此外，外公还强调"老寒腿"的患者还应该多食用一些胡萝卜、南瓜、红薯、芒果、猕猴桃、梨、橘子、柠檬、木瓜、杏、柿子、玉米、菠菜、苜蓿、甘蓝、水芹等颜色鲜艳的果蔬。